歴史のウラがわかる医学史入門

世界史は病気が変えてきた

順天堂大学特任教授
日本医史学会副理事長
坂井建雄

廣済堂出版

はじめに

世界史は激動の連続です。それを動かしてきたのは、戦争や外交上の駆け引き、産業の盛衰、あるいは才能や強運を備えたヒーローたちの活躍と思われがちです。しかし、じつは病気もまた、文明の興亡を大きく左右してきました。

疫病の大流行をきっかけに衰退してしまった国は少なくありません。逆にその災厄をきっかけに、文明が次のステップへと進んでいったケースだってあります。

しかも、多数の病死者を出したパンデミックだけが、歴史に爪痕を刻んだわけではありません。大病を患ったのが仮にたった1人だったとしても、それが当時のキーマンであれば、その打撃には計り知れないものがあります。イギリスのチャーチル首相は重症の肺炎にかかりながら、抗菌薬のサルファ剤により一命を取り留めて、第二次世界大戦を連合国の勝利へと導きました。もし今、ウクライナのゼレンスキー大統領が何かの事故や病気で突然人事不省に陥ったら……。そう考えると、影響の大きさが容易に想像できるでしょう。

医療技術の発達した現代では、ほとんどの病気は「適切な治療さえすれば治るもの」と思われています。しかし、恵まれた医療環境を享受できるようになったのは、世界史の中でも比較的最近、とくにこの30年程度のことです。それまでは、なんらかの病気にかかっても、医療が整っていなかったため、あとは本人の体力と運次第。いわばロシアンルーレットに生命をかけるようなものでした。人の生死も、そして人の営みの積み重ねである歴史も、病気という弾丸を避けられるかどうかという運命に、ごく最近まで支配されてきたのです。

とはいえ、人類は病気に対して手をこまねいていたわけではありません。

19世紀になって近代医学が生まれ、20世紀になってから治療技術が確実な実効力を発揮できるようになってきました。しかし医師たちは古代から、1人でも多くの患者さんを救おうと地道な試行錯誤を重ねてきました。その途上で、中世には迷信や根拠のない理論に縛られて、足踏みを余儀なくされたこともあれば、印刷技術による16世紀の情報革命や、科学技術による19世紀以後の基礎医学の発展に後押しされて、大躍進することもありました。医学の進歩もまた、歴史の大きな流れと密接に絡み合ってきたといえます。

本書は、人の営みと病気や医学とのせめぎ合いにスポットを当てて、世界史を捉え直してみようという試みです。一人ひとりでは極めて脆弱なヒトという生物が、みんなで知恵を寄せ合い、たくましく命をつないできた奇跡の物語を、さあいっしょにたどっていきましょう。

目次

第2章 カギはイスラム世界にあり

第3章 権威からの解放

第4章 サイエンスの飛躍

第5章 戦争が起爆剤という皮肉

第6章 テクノロジーの光と影

第1章

ギリシャ・ローマを変えた病

1 アテネの疫病

スパルタに勝利をもたらした影の立役者

スパルタに包囲された城内で、謎の病死者が続出

西洋史上の古典古代とはすなわち、古代ギリシャ・ローマ時代のことです。

古代ギリシャ人の生活圏は、現在のギリシャ共和国の版図を大きく越え、イタリア半島やシチリア、さらにはエーゲ海の先にある小アジアの西岸一帯やエジプトの地中海沿岸地域にまで及んでいました。

彼らは前9世紀頃から、ポリスという都市国家の形成を始めます。古代ギリシャ文明

は、強大な統一国家のもとではなく、大小たくさんのポリスが言語や信仰を共有するなかで育まれていったのです。４年に１度のオリンピックなども、仲間であることを確認しあうための行事でした。

いうなれば、古代ギリシャの世界は点と線からなっていました。それが前5世紀になり、ペルシャ軍の遠征を撃退した頃には、有力なポリスは、点の支配をする都市国家から面の支配をする領域国家へと変貌を遂げます。

なかでもスパルタとアテネの実力が抜きん出ることになりました。スパルタを盟主とするペロポネソス同盟とアテネを盟主とするデロス同盟。両雄並び立たずで、ギリシャ文明圏全体を巻き込む内戦、ペロポネソス戦争（前４３１〜前４０４年）が開始されます。

精強な歩兵部隊を擁するスパルタに対し、海軍力で勝るアテネは籠城戦を取ります。スパルタ軍の兵糧が尽きるのを待って反撃に転じ、一気に包囲殲滅する作戦です。

ところが、籠城を開始して2年目、思わぬアクシデントに見舞われます。アテネ城内で疫病が発生。人がバタバタと倒れていったのです。

結果を先に言えば、アテネの指導者で古代民主制の大成者とされるペリクレスをはじめ、アテネでは人口の約25パーセントが死亡。営々として培った軍事力や財力、ギリシャでの覇権、民主政など、ありとあらゆる努力の結晶が、敵の武力や財力、調略ではなく、

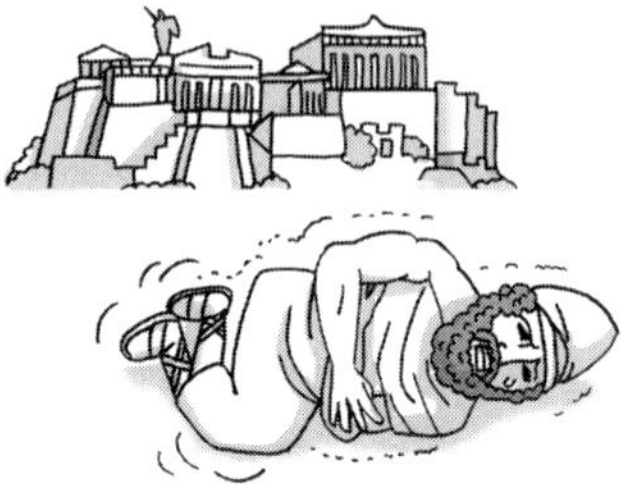

「熱いよう！　痛いよう！　苦しいよう！」

疫病が決め手で瓦解し始めたのです。

その後のアテネは一時勝利したものの、それに浮かれて無謀なシチリア遠征を強行したことが致命傷となり、ついには降伏を余儀なくされます。

ペリクレスが病死した時点、もしくは人口が激減した時点で和平を模索するなど、なんらかの戦略転換をすべきところ、過去の栄光が判断を曇らせたのでしょうか。前5世紀の対ペルシャ戦争では、城下まで肉薄されながら最終的には勝利を収めていました。今回もそうなるに違いないという根拠のない確信が、アテネ全体に浸透していたのかもしれません。

記録に残る世界最古のパンデミック

それはともかく、アテネを襲った疫病に関しては、この時代を生きたトゥキュディデス（前460頃～前395年）の著作『戦史』の第2巻47～54節に言及があります。なかでも49

節は、症状について詳しいので、引用しましょう（そのままでは読みにくいため、1文ごとに改行を施し、注目すべき特徴に傍線を付しました）。

何の原因もなく、健康であるときに、突然まず頭部を激しい熱、そして眼の充血と炎症に襲われた。

さらに口内部では、咽頭と舌が直ちに出血し、異様で悪臭を放つ息を放った。その後、くしゃみとしわがれ声が生じた。

少しして激しい咳と共に苦痛は胸部に至った。それが心臓にとどまると、心臓をかき乱した。

医師たちが命名したあらゆる胆汁を嘔吐し、それにはひどい苦悩を伴った。……

身体の外部は触れると、あまり熱くも、青白くもなく、赤みを帯び鉛色で、小さな水疱や潰瘍が吹き出た。

他方、内部は燃えるように熱く、薄い衣類や亜麻布も受けつけず、裸になるほかなく、冷水に身を投げ入れたいと願うほどであった。

……大多数の者は7日目か9日目に内部の灼熱のため、まだ体力があるのに死亡した。

生きのびても、病気は腹部へ下り、そこにひどい潰瘍を起こし、混じりけのない下痢に冒され、これにより衰弱して、結局多数の者が死亡した。

［トゥキュディデス『戦史』第2巻49節から、福島正幸訳、傍線筆者］

以上が、詳細のわかるものとしては世界最古のパンデミックの記録です。

感染症であることはほぼ確実ですが、疾患の正体については専門家の見方が分かれています。最近の研究では、発疹チフスや天然痘などの動物媒介感染症もしくは呼吸器疾患であるとの説も唱えられていますが、一連の症状とピタリと一致するわけではないため、どれも決定力に欠けています。

間違いなく言えるのはただ1つ。アテネを襲ったのがものすごく怖い病気であったということだけです。

原因も不明なら、予防や治療の手立てもなく、発病者とその家族にできるのは、ただ祈ることだけ。地位や名誉、財産がどれだけあっても役には立たない現実に、打ちひしがれない人はいなかったはずです。

この疫病はアテネの凋落を決定づけるにとどまらず、古代ギリシャが世界史の第一線から退けられるきっかけともなったのです。

それにしても、トゥキュディデスは凄い人です。本来は軍人でしたが、20年間の亡命生活を送るなかでアテネとスパルタの双方から資料と情報を集め、執筆にあたっては公平な記述と合理的な思考を心がけました。洞察の鋭さ、簡潔になりすぎず冗長にもならない文体など、古代における最高の歴史書とされるのもうなずけます。

医神アスクレピオスの神殿は治療施設も兼務

トゥキュディデスにかぎらず、古代ギリシャには、ソクラテスやプラトン、アリストテレス、ヘロドトスなど、〝知の巨人〟と呼べる偉人が数多く現れました。

なぜ、ギリシャにばかり、それも数百年のあいだに集中しているのか。

細かな因果関係を説明しつくすのは難しいですが、古代ギリシャ世界に知的活動そのものに大きな価値を認め、知の探求を奨励する土壌や空気があったことは間違いないでしょう。

文系と理系の別などなく、学問といえば、科学と哲学が同居した状態でした。

それでいながら、伝統的な神々への信仰も健在でした。雷神にして最高神のゼウス、海の神ポセイドンなど、ギリシャ神話の神々の名は日本人の耳にもけっこう馴染んでいますね。一方、アスクレピオスは、日本では比較的マイナーかもしれません。

アスクレピオスは、託宣の神アポロンと人間の女性とのあいだに生まれ、ケンタウロス（半人半馬の幻獣）の賢者ケイロンに育てられたとされています。

アポロンは託宣だけでなく、音楽や詩歌、弓矢の扱いから医術にまで秀でた多才な神です。アスクレピオスは、この父から医術の素養を受け継いでいたのかもしれません。また、教育から養育まですべてを託されたケイロンも、医術ではアポロンに勝るとも劣らない存在でした。

果たして、成長したアスクレピオスは、名医として名を馳せ、死後は医神として神々の列に加えられます。

アスクレピオスを祀る神殿は、アスクレペイオンと呼ばれ、病気の治癒を祈願しに訪れる者がほとんどだったことから、治療施設をも兼ねていました。

訪問者は、聖域内の至聖所に宿泊して、翌日、睡眠中に見た夢の内容を神官に話します。すると、それぞれに適した処方が〝託宣〟され、それに従って訪問者は敷地内の温泉や運動施設で療養に努めたものでした。託宣という要素があるからこそ、アポロンの子という設定になったのかもしれません。

エーゲ海のコス島やパロス島、小アジアのペルガモンなど、アスクレペイオンはあちこちにありましたが、現存するなかでもっとも保存状態のよいのは、ペロポネソス半島東部のエピダウロスのものです。さすがに往時のままとはいきませんが、前面に6本、側面に11本あったドーリス式円柱の基台部分は見ることができます。

アスクレピオスが、蛇の巻き付いた杖をいつも所持していたことから、のちにはその杖が医学のシンボルとなります。また、彼の娘ヒュギエイアも死後に、健康の守護神として崇められるようになり、衛生学（hygiene）の語源となりました。

古代ギリシャを代表する名医ヒポクラテスの医書

ひと口に古代ギリシャ世界といっても、知的活動の中心は前5世紀前後から海外植民市に移り、歴史に名を遺した偉人も、大半は小アジアかエーゲ海の島々の出身でした。古代ギリシャを代表する名医のヒポクラテス（前460頃〜前370年頃）も、エーゲ海南東部に浮かぶコス島の出身です。

ヒポクラテスの名声は、生前からギリシャ世界全体に鳴り響いていました。哲学者のプラトンは、ヒポクラテスよりひと世代下にあたります。プラトンの死後にまとめられた『対話篇』では、ヒポクラテスが医師の代表者とみなされ、プラトン門下生のアリストテレスの著作『政治学』では、人間としての身体の大きさではなく、医師として大きな人物だと紹介されています。

古代ギリシャの歴史を通じて、ヒポクラテスが抜きん出た名医であったことは間違いなさそうです。そのことは筆写により伝えられ、現存する医書の内容からも知ることができます。

まだ印刷技術のない時代、本の普及は筆写だけが頼りで、需要のあるものほどたくさん筆写されました。

時代が下るにつれて淘汰が進んだはずですが、古代ギリシャで書かれて今も伝えられている医書の大半は、ヒポクラテスのものです。一過性の人気ではなく、権威あるものとして継承されてきたのです。

やがて、ヒポクラテス本人のものに加え、弟子や周辺の人物の医書など70篇余が、エジプトのアレクサンドリアで、『ヒポクラテス集典』として一冊にまとめられます。アレクサンドリアには、前3世紀に創建された世界最大の図書館がありました。そこが、ヒポクラテスの医書に関しても、世界最大のコレクターであったと考えられます。現存する形と同じとまではいきませんが、少なくともそれに近い原初の『ヒポクラテス集典』がアレクサンドリアでできあがりました。

流行病やコレラ、赤痢にまで言及⁉

現存する『ヒポクラテス集典』の内容をざっと見るだけでもいくつか、面白いことがわかります。全構成70篇余のうち約10分の1にあたる7篇の表題が、日本語訳では「流行病」とされていますが、じつはこれは重大な誤訳なのです。

古代ギリシャ語の「epidemiai」が現代英語の「epidemic(広範囲な疫病)」に対応すると決めつけたのが間違いのもとです。ヒポクラテスの時代の「epidemiai」には、「滞在する」という意味がありました。そこから転じて、「病気の季節的な発生」と「異国の医師の滞在」という2つの意味で使われていたのです。

これと似た例は、他にもあります。『ヒポクラテス集典』には、感染症を思わせる単語がいくつかあり、表記が似ていることから、コレラや赤痢が古代ギリシャ時代から存在したと思い込まれがちです。

Cholera　下痢と嘔吐を同時に生じる症状

→ コレラ (khole)

Dysentery　頻発性の水様便に血液や粘液を含む症状
→ 赤痢（dusenteros）

たしかに症状としてはかなり似ているのですが、一致しない部分も多いのですから、同じ病気と断定するには無理があります。

そもそもヒポクラテスの時代には、病原体が見出されておらず、今日の伝染病や感染症に相当する概念もまだ存在しませんでした。似て非なるものを同一視することは、大きな失敗につながりかねないので、気をつけてかからねばいけません。

現代の目で見ると、間違いだらけ

『ヒポクラテス集典』には、臨床記録、医学の教科書、講義録、研究ノート、哲学的エッセイといったさまざまな種類の文書が順不同の形で収められています。そこでは、症例の記録にあたって、慎重にも病名をつけることを避け、それぞれの症例の病状と経過を綿密に記録することが心がけられていました。

『流行病』の第1巻と第3巻に42の症例が挙げられていますが、それらに共通するのは、

『ヒポクラテス集典』で報告された症例より

タソスのピリノスの妻	産後14日から発熱、頭頸腰痛、痙攣、錯乱	⇒	20日目に死亡
クレアナクティデス	不規則熱、頭左胸痛、血色尿	⇒	80日目に高熱、発汗して急に軽快
ある女性	妊娠3カ月で発熱、頸頭右手痛、右手麻痺、痙攣、錯乱	⇒	14日目頃に急に軽快
嘘つきたちの広場近くに宿泊の若者	発熱、下痢、錯乱	⇒	6日目に死亡
アブデラのペリクレス	急な高熱、鼻出血、濃厚な尿	⇒	4日目頃に急に軽快

急に熱を発して全身の状態が悪くなり、身体の痛みや下痢、尿の異常を認め、しばしば精神錯乱や痙攣を起こしているという点です。そこから、重篤な急性感染症と考えられます。

古代ギリシャの医療においては、急性感染症こそが最重要の疾病でしたが、とくに有効な治療手段はありませんでした。

ちょっとした体調不良であれば、食餌療法や安静、沐浴、軽い運動を勧める程度で、薬を出すにしても、コリアンダーやミントなどの純粋な植物薬が関の山でした。

こうした重篤な急性感染症の患者に対するときこそが、ある意味で、当時の医師の腕の見せどころでした。

医師と患者の関係はあくまで私的なも

の。医師側としては金持ちの上客を手放したくないから、手の打ちようがないならないで、病気の予後を推し量ることで、患者の信頼をつなぎ止める必要がありました。そこでいかされたのが、哲学をはじめとする古代ギリシャの学問全般に関する知識です。古代ギリシャの医師はむしろ、現在で言う精神カウンセラーに近かったのかもしれません。

また、ヒポクラテスは、他の哲学者たちの唱えた説をもとに、人間の身体は血液・粘液・黒胆汁・黄胆汁の4つの体液からなり、それらのバランスが崩れると病気になるという仮説を編み出していました。

「4体液説」または「体液病理学」と呼ばれるこの説は、現代では明らかな誤りと判明していますが、ヨーロッパではルネサンス期まで大きな影響を持ち続けていました。

以上のことから明らかなように、ヒポクラテスの医書はなんらかの役に立つことはあっても、病気の完治に直結したわけではなく、もともと完全に間違っていた理論もあれば、後世の誤訳もありました。医学の発展を示す古典であっても、断じて聖典ではないということを、われわれは肝に銘じなければなりません。

このように、西洋古典医学は古代ギリシャの段階でそれなりの進歩を遂げてはいたものの、現代の目で見るとやはり限界のほうが目立つものでした。

最後に、「ヒポクラテスの誓い」についても言及しておきましょう。現在でも大学医学部の卒業式などで朗読されますが、その始まりは、医術の門戸拡大にあったと考えられます。

ヒポクラテスにかぎらず、古代ギリシャにおいて医術の伝承は親から子が基本で、せいぜい近い親戚までが対象内でした。それがいつしか、授業料を課すことで血縁関係のない者も受け入れ始めます。すると、医師として守るべきモラルを明確化する必要が生じ、生徒とのあいだの契約文書として交わされたのが、「ヒポクラテスの誓い」の起源であったと考えられます。

もし、ペリクレスが病に倒れなかったら

さて、古代ギリシャを襲ったペロポネソス戦争は、単なる内乱で終わりませんでした。潜在的な脅威であったペルシャの介入があったのです。ペルシャとスパルタ間で結ばれた条約は、ペルシャがスパルタに経済的な援助をするのと引き換えに、小アジアにあるギリシャ植民市に対するペルシャの宗主権を認めるという内容でした。こうして見ると、この戦争の真の勝利者は一兵も失うことのなかったペルシャだったかもしれません。

勝者のはずのスパルタも疲弊がひどく、まもなくギリシャ本土における覇権をテーバイに奪われます。

そのテーバイの覇権はさらに短く、前３３８年、ギリシャでの覇権を確立したのは、長らくギリシャ人から野蛮人扱いされていた北方のマケドニアでした。

マケドニアのアレクサンドロス大王がバルカンとアジア、アフリカにまたがる大帝国を築いてから、古代ローマが対抗馬として台頭するまでを、ヘレニズム時代といいます。

マケドニアの台頭がスムーズに運んだのは、ギリシャ世界全体が地盤沈下したためです。ペリクレスが病に倒れず、アテネがギリシャ全体のリーダーになれていれば、少なくとも共倒れは避けられたでしょう。

その意味では、アテネを襲った疫病は、ヘレニズム時代の幕開けにひと役買ったと言うことができます。

2

アントニヌスの疫病
ローマ帝国衰亡の始まりは
アジアから持ち帰った疫病

ローマの大カトーはギリシャ文化が大嫌い

古代ギリシャと古代ローマは、民族も言語も違うにもかかわらず、同じく紀元前の時代に隣接して発展したことから、「ギリシャ・ローマ」とひとくくりにされることがよくあります。

イタリア半島の一都市に始まるローマは、前3世紀以降、同盟の名のもと、ギリシャ諸都市やマケドニアなどを次々に版図に収めていきました。前1世紀に活躍したローマの詩人ホラティウスは、その様子についてこんな名言を残しています。

「征服されたギリシャが、野蛮な征服者をとりこにした」

軍事的敗北を喫したギリシャは、ローマに従うことを受け入れたものの、文化の面では逆にローマを支配下に置いたという意味です。そこまで言い切っていいかはともあれ、ローマがギリシャ文化の影響を多大に受けたことは間違いありません。

しかし、ローマ人のすべてがギリシャ文化をすんなり受け入れたわけではなく、ギリシャ文化をとことん嫌うナショナリストも少なからず存在しました。その最右翼が、政治家の大カトー（前２３４〜前１４９年）です。大カトーは、ローマの最大のライバルであった海洋貿易都市カルタゴを目の敵にし、何事によらず意見を述べるときに必ず「カルタゴは消滅すべきだと思う」と言い添えたことでも有名です。

この大カトーが、カルタゴ以上に嫌悪したのがギリシャです。古代の質素な農業生活を理想視する大カトーからすれば、労働を奴隷に頼って贅沢な生活に耽り、法や秩序より弁論の優劣に重きを置くギリシャは、堕落の象徴に他ならなかったからです。

プルタルコスの『英雄伝』〔以下引用は、村川堅太郎編・ちくま学芸文庫〕には、このあたりの事情が詳しく記されています。「仕事と軍務の上の名声よりも弁舌の上の名声を尊重するのを惧れたため」、「ギリシア的学芸や教養の全体をローマ人としての矜持から蔑視していた」という大カトーの意図を書き添えたうえで、彼がソクラテスをはじめとするギリシアの哲学者たちを単にこき下ろす以上に、ヘイトスピーチに近い発言を繰り返したこと、「自分の息子にギリシア文化への反感を植えつけようとして、老人に似合わず声を荒らげ、まるで神憑りした予言者のようになって、ローマ人はギリシアの学問に溺れたら国力を亡ぼすであろう」と諭していたことなどを取り上げています。

嫌悪の対象はギリシャの医師と医学にも及びました。大カトーには、医術について自分自身で書き留めたものがあり、彼の家ではそれに従い、「断食は決して行なわず、野菜と家鴨または野鳩または兎の少量の肉で養生させる」といった方針のもと、病人の看護が行なわれていました。

大カトーには、『農業論』という著作もあります。彼は、農作物について研究するなかで、経験に裏打ちされた民間医療を身につけたのでしょう。

大カトーの『農業論』は、古代ローマの散文作品としては現存する最古のもので、そこには、整腸と悪酔い防止には生のキャベツに酢をつけて食べるのがよく、脱臼には呪文がよく効くなどといったことが記されていました。

こうした民間医療の効果か、大カトーは晩年まで健康そのものでしたが、妻と息子には先立たれています。せっかく編み出した健康法が当人にしか有効でなかったとは、なんとも皮肉な話です。

知識をつないだアスクレピアデスとその弟子たち

大カトーほどではないにしろ、ギリシャ医学に対する不信感は、ローマ市民にも根強くありました。

それを打ち消すのに大きな役割を果たしたのが、ビテュニア（小アジアの黒海南岸）出身のアスクレピアデス（前１３０頃～前40年頃）とその弟子たちです。彼らの著作自体は残されていませんが、紀元1世紀前半に活躍した博識の著述家アウルス・コルネリウス・ケルスス（生没年不詳）の『医学論』や、ケルススよりひと世代後の博識者、大プリニウス（22～79年）の『博物誌』のなかで、その学説や医療が紹介されています。

それらによれば、アスクレピアデスは、病気の原因を体液のバランスの崩れではなく滞留にあるとしました。微小な分子の流れが小さな穴を通過できずに滞ることによって生じるのであると。

そのため、治療にあたっては、「安全に」「速やかに」「痛みを与えず」という原則のもと、乾布摩擦、ワイン、水浴療法、受動的な運動などを、好んで用いたといいます。

アスクレピアデスには多数の弟子がおり、その1人であるシリア出身のテミソン（前2世紀～前1世紀）は、師の治療方法をわかりやすいものに改めました。病気の原因を重視することなく、症状を「緊張」「弛緩」「両者の混合」の3種類に分けたうえで、それが「急性」か「慢性」か、さらには「悪化」「停滞」「回復」という経過の段階によって、治療法を選択したのです。

ラテン語で書かれた最古の医学書『医学論』

これらの医療を紹介したケルススは、医師ではありません。農業、医学、軍事、修辞、哲学、法学の6部からなる百科全書を著しながら、たまたま医学の部分だけが後世に伝えられ、『医学論』の名を与えられたのです。ラテン語で書かれた最古の医学書となったのは偶然の所産です。

プロの医師ではなかったため、その内容も一般向けで、ローマ市民が健康を維持するには日常生活のなかでどんな点に注意すればいいかなどについて、具体的に記しています。一例として『医学論』の第1書第1章を引用しましょう。

> 十分に活力があり自らを制することのできる健康な人は、自らを規則で縛りつける必要もないし、医師やマッサージ師を求める必要もない。そのような人は生活に変化を求め、時に応じて郊外や都会や農園で過ごし、また航海や狩りをして過ごすべきである。時には休息するが、たいていは仕事をして過ごすであろう。実際、怠惰は体を弱め、労働はこれを強くする。また、前者は老化を早め、後者は若さを保たせる。
>
> ［ケルスス『医学論』石渡隆司・渡辺義嗣訳、「医事学研究２」岩手医科大学医事学研究会、１９８７年］

おそらくケルススが著書を残した頃には、大カトーのような極端なギリシャ文化嫌いは、ローマにおいても影を潜めていたのでしょう。ローマはギリシャの学問や教養をすべて自分のものとしながら、滅びるどころか、版図を拡大し続けていたのですから。

カルタゴとの戦争（ポエニ戦争）においてイタリア半島全土を踏み荒らされたせいで、重装歩兵の担い手であった独立自営農民は没落を免れませんでしたが、有力者が生活困窮者たちを囲い込み、半ば私兵化させたため、ローマ全体の軍事力はかえって強化されました。元老院（議会）の存在を脅かす有力者が出現したことで、ローマは〝内乱の1世紀〟へと突入します。その過程で、クラッスス、ポンペイウス、カエサル、アントニウスなど有力者の淘汰が進み、前27年には、従来の共和政から帝政へと政体が移行しました。

共和政ローマがローマ帝国になってからも版図の拡大は続き、地中海沿岸はすべて確保。さらに、西アジアではアルメニアの帰属を巡ってイランのアルサケス朝（パルティア）と、東ヨーロッパのドナウ川流域ではケルト系およびゲルマン系異民族と武力衝突を繰り返し、ローマ帝国は最大版図を記録しました。

それは俗にいう五賢帝時代（96～１８０年）の最中のことでした。18世紀イギリスの歴史家エドワード・ギボンが、その代表作『ローマ帝国衰亡史』のなかで、「人類がもっとも幸福であった時代」と持ち上げた時期にあたります。

全盛期のローマを襲った全身潰瘍だらけになる奇病

けれども、五賢帝の最後を飾るマルクス・アウレリウス・アントニヌス（在位１６１～１８０年）治世下の紀元１６６年、ローマは疫病の大発生に見舞われます。「アントニヌスの疫病」と呼ばれたこの病気は時期的に、パルティア遠征から凱旋した軍隊が持ち帰ったものと見て間違いないでしょう。

医師ガレノス（１２９～２１６年）については改めて説明するとして、先に「アントニヌスの疫病」に関するガレノスの記述を、これまた1文ずつ改行した形で挙げておきます。

（＊罹患して）9日目のある若者は身体中に潰瘍を吹き出した。

これは生きのびた他のほとんどすべての人々と同様であった。

そのときにはわずかに咳があった。

翌日、入浴後すぐに、より激しく咳をし、エペルキスと呼ばれるものを咳と一緒に吐き出した。

喉の近くの頸のところの粗面の動脈〔気管〕に、この部分が潰瘍を起こしているようなはっきりした感覚があった。

そこで私は彼の口を開け、そのどこかに潰瘍があるのではないかと調べた。

……すでに排出して回復に向かう者では黒い発疹が全身にどっと現れた。

大多数の者で潰瘍が、すべての者で乾燥が生じた。

熱のある者たちでは血液が腐敗し、他の多くの余剰物と同様、自然が皮膚へ押し出した灰のような残余物が生じているのは見るに明らかであった。


［ガレノス『治療法』第5巻第12章より、福島正幸訳］

19世紀ドイツの医学者ハインリッヒ・ヘーゼル（1811〜1885年）は、これを天然痘とする見方を示していますが、どうでしょう。

ガレノスの記述は、気管の潰瘍、発熱、全身の発疹といった症状について触れながら、天然痘を生きのびた患者の顔に必ず残るはずのあばたについては、ひと言も触れていません。罹患からの経過を入念に書き残しているガレノスが、あばたのような大きな特徴を見落とすとは考えにくいので、「アントニヌスの疫病」を天然痘と断定することには、疑問符を付けざるをえません。

『続日本紀』に記されているのは天然痘か

これよりもずっと天然痘とみなせそうな例が、日本の奈良時代に見られます。聖武天皇の御代に甚大な被害をもたらした疫病が、それです。

『続日本紀』は『日本書紀』に次いで、日本で2番目に編纂された勅撰の歴史書ですが、その天平9（737）年4月19日の条に、

「大宰府管内の諸国では瘡《かさ》のできる疫病がよくはやって、人民が多く死んだ」［以下引用は、宇治谷孟訳、講談社学術文庫、1992年］

との記述が見えます。

また、それより2日前の4月17日の条には、

「参議・民部卿で正三位の藤原朝臣《あそん》房前《ふささき》が薨じた」

との記述があります。

藤原房前は藤原不比等《ふひと》の第2子。不比等は天智天皇の側近として大化の改新を主導した藤原鎌足の後継者で、自身も生前に右大臣にまで昇進しています。

不比等には期待を寄せた男子が4人いたのですが、じつは第2子房前を最初として、第4子の麻呂《まろ》、第1子の武智麻呂《たけちまろ》、第3子の宇合《うまかい》の順に、同年の8月5日までに4人全員が病死してしまいます。

同じく『続日本紀』の6月1日の条には、

「朝廷での執務を取りやめた。諸官司の官人が疫病にかかっているから」

とあり、この前後の記述でも上級貴族の訃報が目立ちます。

都に住む上級貴族でさえ罹患と死を免れないのですから、庶民はなおさら神仏を頼むしかなかったことでしょう。聖武天皇が、鎮護国家の具体策として国ごとの国分寺と国分尼寺の建立ではあきたらず、東大寺の大仏建立を強力に後押ししたのも、人々から不安と恐怖を取り除き、日常への復帰を促す意図があったのかもしれません。

『続日本紀』では、最悪の年となった天平9年の最後は次の言葉で締められています。

「この年の春、瘡《おこり》のある疫病が大流行し、はじめ筑紫から伝染してきて、夏を経て秋にまで及び、公卿以下、天下の人民の相ついで死亡するものが、数えきれない程であった。このようなことは近来このかたいまだかつてなかったことである」

これら『続日本紀』にある「瘡のできる疫病」「瘡のある疫病」のほうが、アントニヌスの疫病よりも天然痘である可能性が高いでしょう。回復後に残るあばたが何よりの手がかりです。

世界史上、疫病に関する記録は数多く残されていますが、『続日本紀』のように病気の特定につながりそうな記述があるのは、極めて稀なことです。

絶滅した病原体が古代文明の滅亡の原因⁉

過去には存在しながら、病原菌が死に絶えて現在では見られなくなった疫病は、たくさんあるのかもしれません。しかし、有無を断言できないのは、その証拠を見つけられないからです。遺伝子解析技術が向上して、今ではかなりのことがわかるようになってきましたが、それでもまだ限界があります。

インフルエンザもはっきりさかのぼれるのは20世紀初頭までで、それ以前のインフルエンザではないかといわれている疫病については、確証が得られていません。古代エジプトのミイラが結核を患っていたかどうかなら判別できるのですが、それ以外は難しいのですね。皮膚が残っていればまだしもですが、それでも確証が得られるのはごくわずかです。

この件に関連して、２０２２年8月24日配信の『ニューズウィーク日本版』に興味深い記事が掲載されました。「『絶滅した病原体が古代文明の滅亡の原因となった可能性がある』との研究結果」と題された記事です。

同記事の元ネタは、学術雑誌『カレントバイオロジー』（２０２２年7月25日付）に発表された記事で、研究したのはドイツのマックス・プランク進化人類学研究所らのチームです。

この研究で、地中海に浮かぶクレタ島の古代埋葬地、ハギオス・ハラランボス洞窟で発掘されたヒトの歯68本を分析したところ、少なくとも32人分の歯で、そのうち10人は前２２９０～前１９０９年のあいだに死亡したと推定されました。さらに詳しく分析したところ、２人からペスト菌、別の２人から腸チフスを引き起こすサルモネラ菌が検出されたというのです。

この時代はちょうど、エジプト古王国やメソポタミアのアッカド帝国が滅亡した時期と重なります。従来は、滅亡の原因を異民族の侵入や気候変動の組み合わせに求めていましたが、今回の発見により、感染症の蔓延も要因の１つとして否定できないというのが、同研究チームの見解です。

ちなみに、検出された病原菌はすでに絶滅した系統のものなので、その感染症が当時の地域社会にどのような影響を及ぼしたかについて、詳しく解明することは難しいようです。

伝存する西洋古代の医書の大半がガレノス著

話をガレノスに戻しましょう。

ガレノスは、小アジアの北西岸にあったペルガモン（現ベルガマ）の出身です。裕福な建築家の一人息子として生まれ、ギリシャ語によるエリート教育を受けますが、17歳のとき、父が夢で見た神のお告げに従い、医学の道に進むことを決めます。

小アジア西端のスミュルナ（現イズミール）やギリシャ本土のコリントス、エジプトのアレクサンドリアなど、帝国内各地の名のある医師のもとで修業を重ねた後、28歳でペルガモンに戻り、剣闘士の専属医師を務めます。

剣闘士は、見世物として猛獣や他の剣闘士と真剣勝負をするのが仕事。専属医師の役目は外傷の処置が中心と思われますが、観客に不甲斐ない対戦を見せられないという理由から、剣闘士の体調管理まで手がけていた可能性もあるでしょう。

32歳で再び故郷を後にしたガレノスは、リュキア（小アジア南部）、シリア、キプロスなどを経てローマに至ります。公開での授業や討論を交わすかたわら、自然学や解剖学関連の執筆にあたりますが、ローマが疫病に見舞われると、再び故郷へ戻りました。

2年後、マルクス・アウレリウス・アントニヌスから請われてゲルマニア遠征軍に加わりますが、翌年には軍務を解かれ、皇子コンモドゥスの侍医となりました。それから亡くなるまで、精力的に執筆を続けたようです。

まだ紙も印刷機もない時代ですから、著作物はパピルスに書かれました。読みたい人は、所有者から借りて丸暗記するか書き写すしかありません。ガレノス自身もそのようにして、先人の遺産を吸収していったはずです。

人気のある著作物は、何人もの手で何重にも書き写されるため、後世に伝えられる確率が、当然上がります。反対に人気のないものや価値がないとみなされたものは書き写す者もなく、直筆のパピルスが朽ち果ててしまえば、もう終わりです。

その結果生じたのが、伝存する西洋古代の医書のうち、95パーセント以上がガレノスの著作という事態です。ガレノス以前の医書は、ガレノスが言及してくれたから生き残れたにすぎず、ガレノスの完全な独壇場と言えます。

猿の解剖を重ね、人体の機能を推測

なぜ、ガレノスの著作に人気が集中したのでしょうか？　主な理由は2つ考えられます。1つは、動物解剖の結果を裏付けに人体の仕組みを理論化したこと、もう1つはあらゆる疾患に理論的な説明を施したことです。

人体解剖は、ヘレニズム時代のアレクサンドリアの医師ヘロフィロスとエラシストラトスが特例として許されたのを除いて、例がありません。ローマ時代も禁じられていたので、ガレノスはもっぱらバーバリーモンキーという猿を使った解剖を重ねていました。

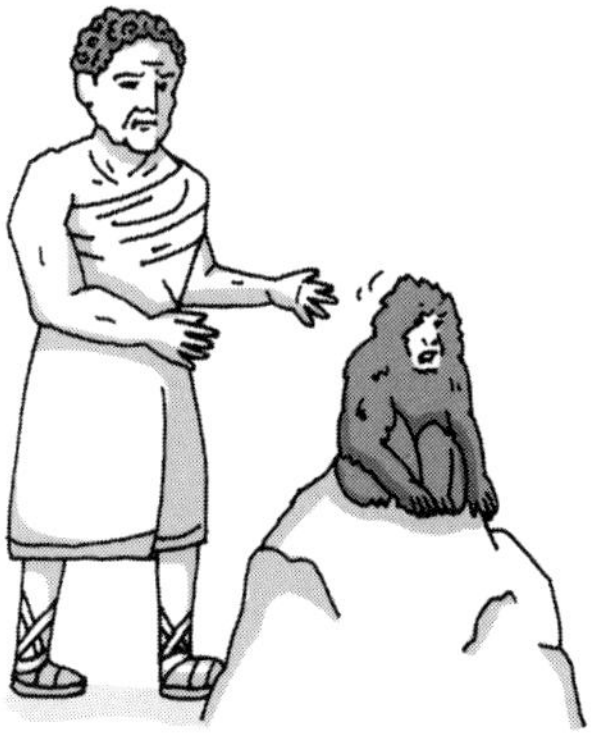

「解剖に手頃なおサルさん、見っけ！」

ガレノスは、ヘロフィロスとエラシストラトスが残した記録に加え、紀元前後に同じくアレクサンドリアで活躍したエフェソス（小アジア西部）出身の医師ルフスの解剖学研究を参考にしたに違いありません。さらに、自身が剣闘士の専属医師とゲルマニア遠征の従軍軍医を務めた経験から、人体の内部を見る機会がわずかにあり、人体の構造についてもある程度の知識はありました。しかし、負傷者をいくら手当てしたところで、人体各部分の機能まではわかりません。人体解剖が許されない以上、人体への探求を深めるには、人間と同じく二足歩行のできる猿を解剖するしかなかったのです。

尿をつくるのが膀胱ではなく腎臓であること、身体の運動と感覚を支配するのが脊髄であること、喉頭筋を支配するのが反回神経（声帯や物を飲みこむ機能をつかさどる神経）であることを突き止めたのは、ガレノスの大きな功績です。

一方、見事に説得力はあるけれども、現在の医学から見ると間違った理論も少なからずありました。

たとえば、3大器官と脈管に関する生理学説です。ガレノスは、腹部では肝臓、胸部では心臓、頭部では脳が主要な器官であって、肝臓から出た静脈は栄養に富む静脈血を、心臓から出た動脈は生命精気を含む動脈血を、脳から出た神経は動物精気を含む神経液を全身に送ると考えました。そのうえで、静脈は血液の生成とすべての部分への運搬のために生じたものであり、動脈の用途は本性に基づいた温かさを保持して魂的な精気を養うこと、神経の用途は知覚と運動を根源から各部分へと伝達することとする理論を組み立て、広く受け入れられました。

ガレノスの4体液説

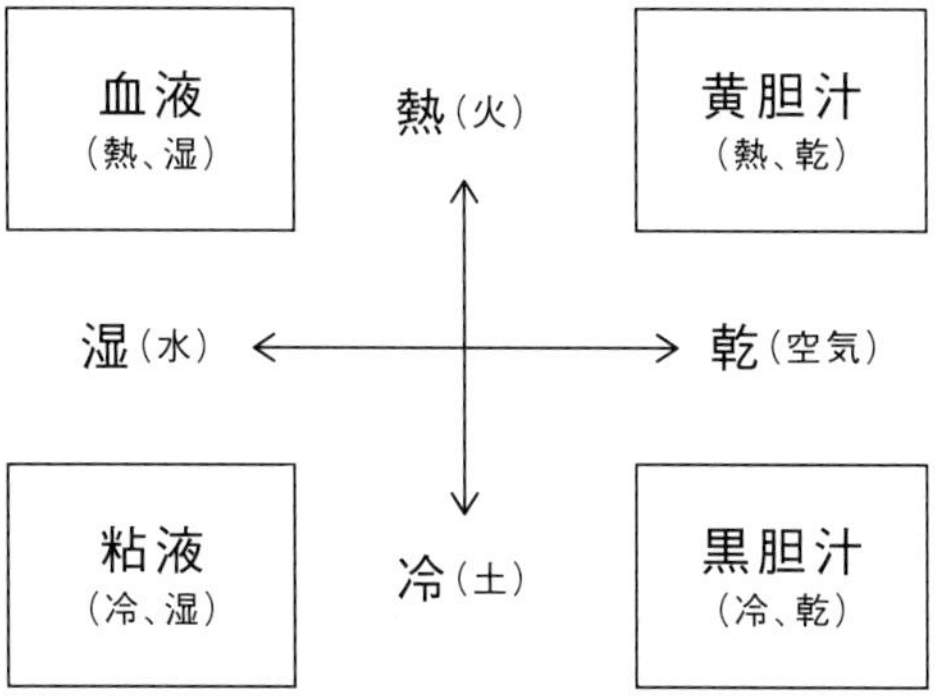

しかし、16世紀のハーヴィー（P130）が血液循環論を発表したことにより、この理論は完全に否定されます。逆に言えば、それまでは権威ある理論と受け取られ、それに基づいた治療が続けられたわけです。

もう1例としては、体液に関する理論が挙げられます。古代ギリシャのヒポクラテスが4体液説を唱えていましたが、ガレノスはさらに発展させ、人体の構成要素として、4つの元素と基本的な質、およびその混合からなる4種類の体液を想定しました。

■血液は熱と湿の組み合わせ
■黄胆汁は熱と乾の組み合わせ
■粘液は冷と湿の組み合わせ
■黒胆汁は冷と乾の組み合わせ

健康維持のためには、均衡のとれた混合が大事で、均衡の崩れこそが病気の原因である、医師のなすべきは不均衡が生じた原因を探り、それを自然状態に戻すことにあるとしたのです。

東洋医学の理論にどこか近いものを感じますが、こうした理論が近代医学の誕生以前には強い影響力を持ち続けていました。

疾病の説明に説得力を与えた博覧強記

ガレノスは、人気だけでなく尊敬も集めていました。動物解剖による裏付けだけではこうまでならなかったのではないでしょうか？　それまでの医書を集大成して、患者はおろか、他の医師たちをも納得させうる理路整然とした説明をなしえたことが、大きく影響したのではと思われます。

ガレノスは大変な読書家で、比類なき記憶力の持ち主。それに加え、吸収した知識を自ら再構築できる天才肌の人物でありました。

ガレノスには、解剖学や生理学、養生法などに加え、薬剤学に関する著作も多数あります。その多くは1世紀中頃に活躍したペダニウス・ディオスコリデス（活躍50頃～70年頃）の『薬物誌』に拠ると考えられます。

ディオスコリデスは、軍医としてネロ帝とウェスパシアヌス帝に仕えながら、広く帝国内を旅して、薬草に関する知識を蓄えました。

ディオスコリデスの『薬物誌』には、約６００種の植物薬、約90種の鉱物薬、約35種の動物薬を含め、１０００種に近い生薬が紹介されています。その後、同書には彩色図も添えられ、17世紀に至るまで医学教育の現場で用いられました。ガレノスがその内容を認めたからこそ、受け継がれたのです。

現在から見ると、ガレノスの理論には勘違いもありますが、ガレノスの著作が古代の医学状況を知るうえで最大の情報源であることを疑う余地はありません。彼の著作ばかりが後世に伝えられ、中世からルネサンス期にかけて、〝医師の君主〟として仰がれたのも納得です。

とはいえ、ガレノスの前と後で画期的に平均寿命が延びたわけではなく、不治の病を治療可能な病に変えた実例もありません。もとより当時の医師にはそこまでの技術は求められていませんでした。

ローマ時代もギリシャ時代と同じく、医師は疫病に対してはまったくの無力であり、患者とその家族を安心させること、信頼をつなぎ止めることが、極めて大事なことだったのです。

もし、ローマの人口が激減しなかったら

ギボンの言う「人類がもっとも幸福であった時代」は、マルクス・アウレリウス・アントニヌスの死とともに終わりを告げます。

これよりローマ帝国は下り坂となり、軍人皇帝時代（235〜284年）という長い内乱も経験するのですが、この衰退には、「アントニヌスの疫病」による人口の激減も関係していたことでしょう。

3

ユスティニアヌスの疫病
地中海帝国回復の大きすぎた代償

キリスト教の勢力拡大につれて帝国が衰退

キリスト教は紀元1世紀に始まります。『新約聖書』には難病を治癒した話がいくつも出てきますが、どれも奇跡による治癒ですから、医学的にはなんの参考にもなりません。因果関係はわかりませんが、キリスト教信者の増加とローマ帝国の衰退は、ある時期まで並行で進みました。

3世紀末、軍人皇帝時代の内乱はいったん鎮まりましたが、ディオクレティアヌス帝

（在位２８４～３０５年）が帝国を４分割して、正帝と副帝を各２人置く体制を敷いたことから、彼の死とともに内乱が再発します。

キリスト教の公認をはじめ、信教の自由を盛り込んだミラノ勅令が発布されたのは、その内乱中の紀元３１３年のことです。

３３０年には、ローマからコンスタンティノープルへの遷都が実施されます。人口や経済力の比重に加え、主要な敵が東方にあることから、首都がローマでは西に偏りすぎていて、不便が増していたのでしょう。

４世紀末には、キリスト教の国教化と帝国の東西二分が実施され、ジュピターやマルスなど伝統的な神々の祭祀は廃止となり、古代オリンピックの歴史にも終止符が打たれます。

この時点のキリスト教徒の総数は、帝国人口の10パーセント前後にすぎませんが、信仰の篤さが数の少なさを十分カバーしていました。形骸化し、いたずらに大量の犠牲獣を捧げるばかりとなった伝統信仰を見切り、活力にあふれる新宗教に帝国の未来が託されたわけです。

東西に二分されたローマ帝国は便宜上、「西ローマ帝国」「東ローマ帝国」と呼ばれます。西ローマ帝国は、東方からのいわゆる〝ゲルマン民族の大移動〟をまともにくらい、ミラノ、ラベンナと遷都を重ねたあげく、４７６年には滅亡します。

一方の東ローマ帝国は、都のコンスタンティノープルがビザンティウムの古称を有していたことから、後世、ビザンツ帝国と呼び習わされます。

帝国の気質も、優秀な軍人を養子に迎えて後継者とした五賢帝時代とはすっかり様変わりします。殺伐とした空気は薄れて、市民に提供される娯楽のメインも、剣闘士による決闘から戦車競走に代わりました。住民の過半数がギリシャ人となったことから、公用語もラテン語からギリシャ語に代わるなど、「ローマ」を名乗りながらも、ギリシャ人の帝国となりつつありました。

ギリシャ学芸の最高学府アカデメイアを閉鎖

６世紀半ばに帝位についたのが、ユスティニアヌス１世（在位５２７〜５６５年）です。

このユスティニアヌスは、毀誉褒貶《きよほうへん》が極端な人物でした。同時代の歴史家プロコピウスは、著作『秘史』において、ユスティニアヌスに対し、「人間の皮をかぶった悪魔である。このことは彼が無数の人々に与えた禍の規模を見れば証明されるところであろう。なぜならその並外れた悪行の程度にこそ、これを実行した者の力がはっきりと看て取れるからである」「プロコピオス著『秘史』和田廣訳、京都大学学術出版会、２０１５年」と、悪態のかぎりを尽くしています。
これ以外にも、「悪魔の大王」「偽善者」「変節漢」「浪費家」「搾取者」「愚かなロバ」「奴隷根性」などと、じつに容赦がありません。プロコピウスによる悪態は、同時代の他の人物にも向けられていますから、ユスティニアヌスだけでなく、プロコピウス個人の性格のほうにも問題がありそうです。とはいえ、最近の研究によれば、プロコピウスが取り上げた具体的な出来事自体は、おおむね史実とみなされています。

ということは、ユスティニアヌスが暴徒に焼き討ちされた聖ソフィア大聖堂を再建したことも事実なら、最高学府と呼ぶに値したアカデメイアを閉鎖したこともまた、事実なのでしょう。

アカデメイアは、前４世紀にプラトンが開設した学園で、哲学を中心に古代ギリシャの学問全体を総合的に継承する場でした。聖職者には、キリスト教以前の信仰や風習をすべて異教の残滓として徹底排除を主張する者もあり、ユスティニアヌスはそれに抗しきれず閉鎖。いや、むしろ積極的に賛同して、閉鎖命令を下した可能性があります。

ビザンツ帝国の教会は皇帝権力から独立しておらず、国家の一機関と化していましたから、ユスティニアヌスは聖職者たちからの具申を待つまでもなく、独断でアカデメイアの閉鎖を命じることもできたからです。皇帝権力を誇示するため、派手なパフォーマンスとして選ばれたのが、アカデメイアの閉鎖であったのかもしれません。

医書の一部は教会や修道院で継承

これにより居場所をなくした哲学者や科学者の多くは、新たなパトロンを求めて四散したと思われます。アスクレペイオンなどの神殿での医療活動も不可能になったはずです。社会全体のキリスト教化により、病気の原因は人間の罪や堕落によって生じるとの考え方が広まり、病気になったら信仰心をより篤くし、教会への寄進をより増やすよう奨励されました。

とはいえ、古代ギリシャ・ローマ時代を通じて蓄積された医学が、全面放棄されたわけではありませんでした。教会や修道院は古文書の保管場所としての機能を有していましたから、古文書で医療の基礎を学んだ修道士が、危なっかしいながらも診療と薬の処方にあたることは広く行なわれていました。

修道院とはそもそも、断食などを含む禁欲的な隠遁生活を通じ、一歩でも神に近づくことを目的とした施設ですが、古文書の保管・伝承を通じて、古代と中世の医学をつなぐ役割をも担っていたのです。

古文書の伝承に関しては、４～５世紀の頃から変化が現れます。それまでの長いパピルスの用紙を巻物にした巻子本に代わり、丈夫な羊皮紙を製本した冊子本が主流となるのです。

巻子本は口述筆記に適していましたが、書き込める文字数に上限があり、見たい箇所を見つけるにも時間がかかりました。

それに対して冊子本は、見たい箇所を探しやすく、書き写すにも便利とあって、ものすごい勢いで普及していきます。使い勝手が大幅に改善されたため、巻子本に取って代わるまでに、さして時間を要しませんでした。

腺ペストに似た症状で死者23万人超

ユスティニアヌス治世下の帝国を疫病が襲ったのは、５４２年のことです。先のプロコピオスは、その著『戦史』の第2巻22節「ユスティニアヌスの疫病」で、以下のように記しています。

ある者たちはすぐに、またある者たちは数日後に死亡した。

レンズ豆大の黒い水疱が身体から吹き出した者もおり、こういう者たちは一日も生きながらえず、すぐに死亡した。

多くの者は自然と吐血し、たちまち死亡した。

私が確かに言えるのは、大変高名な医師たちが死ぬと予告した多くの者たちは、予測に反して少しして禍から救われ、反対に救われると断言された多くの者たちが、すぐに死亡したということだ。

このように、この病気には人間の理屈が通じるような原因は何１つない。

実際、あらゆる場合にまったく理屈の通らない結果をもたらしたからだ。

たとえば、入浴が功を奏した者もいれば、少なからず害を受けた者もいた。

治療を受けなかった多くの者は死亡したが、理屈に反し生き残った者も多くいた。

さらにまた、治療はそれを受ける人によって異なる結果をもたらした。

［プロコピオス『戦史』第２巻第22節より、福島正幸訳］

医師たちの無力感と困惑が明々白々と伝わってくる内容です。

５４１年にエジプトで始まったこの疫病は、それから４年がかりで地中海一円に広がり、北ヨーロッパとアラビア半島では５４９年まで猛威を振るいました。

帝都コンスタンティノープルが被害に見舞われたのは、５４２年のことです。熱が出たかと思うと、鼡径部《そけいぶ》や腋《わき》のリンパ腺が腫れ、やがて昏睡するか錯乱状態になり、最後には血を吐いて死んだともあります。

１日平均１万６０００人の死者が出て、23万人まで死体を数えて、それ以上数えるのをやめたとか、埋葬が間に合わなくなったので、都の郊外に大きな溝をいくつも掘り、死体をどんどん放り込んだとする記録もあります。

プロコピオスの記述に見える症状と流行のパターンから、のちの14世紀に大流行する黒死病と同じく腺ペストでないかといわれています。ただし、ビザンツ史を専門とする井上浩一は「同時代人の記録は、古代ギリシャのトゥキュディデスの筆を真似《まね》たり、旧約聖書を引用したりしているので、病気の実態は今ひとつよくわからない」［井上浩一・栗生沢猛夫『ビザンツとスラヴ　世界の歴史11』中央公論社、１９９８年］と注意を促していますので、割り引いて受け取ったほうがいいのかもしれません。

もし、版図拡大に成功していなかったら

このときの疫病が「ユスティニアヌスの疫病」と呼ばれるのはもちろん、ユスティニア

ヌス1世の治世下に起きたからです。しかも、疫病の大流行は、彼の事績と無関係ではありませんでした。

彼の治世下での一時期、帝国の版図は広がっていました。ユスティニアヌス自身は気弱な性格でしたので、これは踊り子出身の気丈な皇后テオドラとベリサリウスという優秀な将軍がいたおかげでしょう。ゲルマン諸民族の支配下にあった北アフリカやイタリア半島、シチリア島、イベリア半島の一部を奪回して、一時的とはいえ地中海帝国を再建することに成功しました。

エジプトは地中海周辺で最大の穀倉地帯でしたから、本来であれば手放しで喜ぶべきところです。しかし、このときばかりは間が悪すぎました。

エジプトで流行していた疫病がコンスタンティノープルへ、そこからさらに帝国全土へ拡大してしまったからです。これこそが「ユスティニアヌスの疫病」です。ユスティニアヌス自身も感染しましたが、幸い症状は軽かったようです。

この疫病こそが、プロコピオスがユスティニアヌス

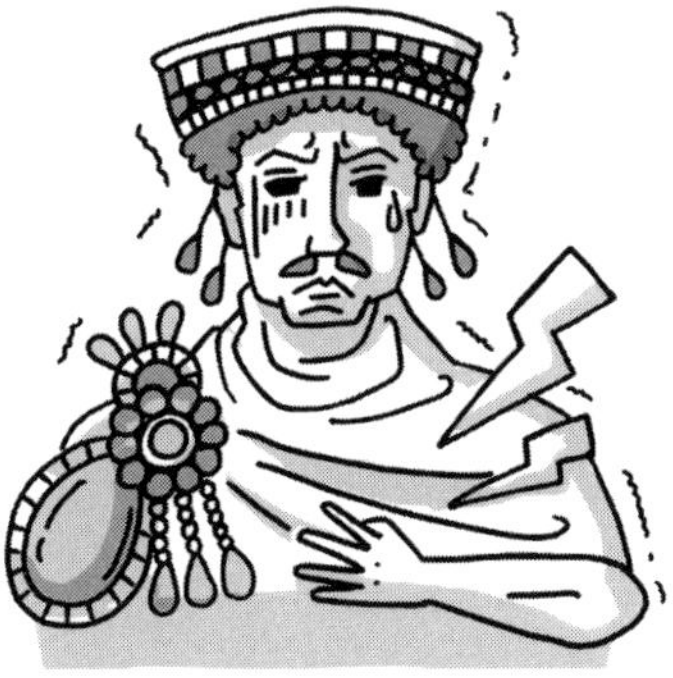

「とんだエジプト土産だったなぁ……」

を悪魔呼ばわりした理由であるところの「彼が無数の人々に与えた禍」のなかでも、最大級のものと言えるでしょう。

コラム

古典医学の始まり

症状を観察し、文字化するのが西洋医学の伝統

古代ギリシャ・ローマ時代の医学は、ヒポクラテスとガレノスが集大成してくれたおかげで、かなりのことがわかっています。

患者の症状を観察して、言葉でもって表現する。当たり前のように見えるこの作業は、古代ギリシャに由来し、ヨーロッパ医学の大きな特徴ともなります。

まだ医学書やカルテのなかった時代には、先人の経験を知る手段が少なく、自分の記憶を頼るしかありません。貴重な症例に接した人も、当人がその重要性に気づかず、誰にも話していなければ、せっかくの経験も無駄になるわけです。

自分の経験と記憶だけを頼りにしていては、忘れてしまうこともあります。だいぶ時間が経ってから、「あのときはどうしたのだっけ?」と思い返そうとしても、思い出せないことも少なくないはずです。

その点、文字に書き残しておけば、後で振り返ることもできれば、複数の事例を比較し

て、考えを深めることもできます。しかも、病気についてよく考える機会にもなり、症例の分析や整理もしやすくなります。一見したところ、なんのことはない症状や経過の記録でも、後になってみれば貴重なデータになることもあります。文字化によるメリットは計り知れないのです。

とはいえ、どんな病気にせよ、治療法が確立されるのは、まだずっと先のことです。この時代の医師の役目は、その病気に哲学的な説明を加え、経験に基づいた薬を処方し、薬を飲み始めて何日後にこうなったらこうせよと、自信満々に指示を下すことにありました。経験だけに基づく判断で、科学的な根拠はなかったわけですが、これでもけっこう効果的でした。

近代医学では「プラセボ効果」と呼びますが、信頼する医師から病気と薬の効果について説明をされ、言われたとおりにすると、本当に症状が改善する現象があるのです。

近代以前では、科学的根拠なしでも詐欺にはあたらず、立派な医療行為とみなされました。病気の原因がわからず、治療の見当もつかないけれど、とにかく患者のため一生懸命に考える。考えに考えた末にたどり着いた仮説に基づき、薬を処方する。かぎられた状況下で真摯に最善を尽くすことこそ、医師の務めだったのです。

まだ医師の国家資格のようなものは存在せず、内科と外科の別もありませんでした。周囲から医師とみなされた人が医師なのであって、患者が増えるかどうかは、ひとえに実績と評判にかかっていました。

当時の平均寿命はひじょうに短く、古代ローマ時代の墓碑を丹念に調査した研究者によれば、乳幼児の死亡を除いても、ローマ人の平均寿命は30歳前後だったといいます。墓碑を立てるだけの資産を持たない下層民や死ねば郊外の溝に捨てられるだけだった奴隷も統計に含まれていないはずですから、実際の平均寿命はもっと低かったかもしれません。

盲腸など、現在なら助かって当然の病気でも、ギリシャ・ローマ時代は１００パーセントに近い確率で死を免れませんでした。

直前まで健康だった人が突然死することも珍しくありません。生と死は常に隣り合わせにあったわけで、その恐怖をもっとも実感させられるのが疫病の流行時でした。

感染の仕組みもわからず、治療法は皆無。発病すれば高い確率で死に至りましたから、四六時中、ロシアンルーレットをやっているようなものでした。

そんな時代にあって、文字化することで整理や分析が進んだだけでも、医学の大きな前進だったのです。

第2章

カギはイスラム世界にあり

1 医書古典と十字軍

ギリシャ・ローマ時代の果実をイスラム世界から逆輸入

激動の数百年間に書物が散逸

ゲルマン民族の大移動が開始されてから、ヨーロッパの勢力図は大きく塗り替えられます。ローマ帝国は、危機への効率的な対抗策という意味合いもあって広大な版図を東西に二分しますが、それくらいの措置ではどうしようもなく、西ローマ帝国は5世紀末に滅亡してしまいます。

西ローマ帝国の旧領ではゲルマン国家がいくつも生まれ、ローマ教会は陸の孤島と化しました。生き残るためにはゲルマン民族を改宗させ、新たなパトロンとするしかなく、それが成就するまでには、かなりの歳月が必要でした。

ゲルマン国家であるフランクの王クローヴィスが、３０００人の家臣とともにカトリックに改宗したのは４９６年のことですが、このような例は稀でした。事態を一層ややこしくしたのは、ゲルマン国家のほとんどが異端とされたアリウス派を受け入れたことでした。カトリックとしては、正統信仰と異端の違いについて説明するところから始めねばならなかったからです。カトリックへの改宗は、西ゴート王では５８９年、ランゴバルト王では６０２年になって、ようやく実現の運びとなりました。

カトリックで正統信仰とされたアタナシウス派と異端とされたアリウス派の相違は、十字架上で息絶えながら3日後に蘇生したとされるイエスと全知全能の神との関係性をどう捉えるかという点にあります。４世紀のローマ帝国ではどちらが正統な信仰であるかを巡り、信者間で大量殺戮の応酬さえ見られました。

哲学を学んだ経験のない人間や異教徒にとっては、意味不明な争いだったことでしょう。ゲルマン民族は、何が争点でなぜそこまで熱くなるのか理解できるようになるまでに相当な歳月を要したはずです。

そもそも理解したうえで改宗に応じたかどうかも、疑わしいものがあります。西ローマ帝国の旧領ではどこも、総人口に占めるゲルマン民族の割合は10パーセント前後。残る90パーセントはローマ人かローマ文化を受け入れたガリア人（ガロ・ローマ人）および両者の混血でしたから、こだわる必要を見出せない部分では多数派に合わせておくのが、よい落としどころだったのかもしれません。

異なる民族や文化が混ざり合い、新たな集団と文化が創造されようという混沌とした状態が何世紀も続いたわけです。戦乱や暴動も繰り返されたため、図書館や金持ちの蔵書庫なども壊滅状態。古代ギリシャ・ローマの叡智である書物の保存は、各地に散在する修道院や教会だけがわずかな頼りでした。医書についても同様でした。

ビザンツ帝国で進んだ医書古典の編纂

西ローマ帝国とはまた違った形で、東のビザンツ帝国も同時期に激動を経験します。ビザンツ帝国は、ユスティニアヌス時代に奪取した西ローマ帝国旧領を長く保持することはできませんでした。7世紀には新興のアラブ・イスラム勢力の進撃を防ぎきれず、シリアとエジプトをも喪失します。キリスト教の5大拠点のうち、アレクサンドリア、エルサレム、アンティオキアの3カ所を一気に失い、キリスト教世界に残されたのは、ローマとコンスタンティノープルの2カ所だけとなってしまったのです。

残された領土はバルカンと小アジアのみとなり、なんとかそれ以上の縮小を食い止めようと踏ん張りますが、１０７１年のマラズギルドの戦いに敗れたことをきっかけに、トルコ系の諸勢力に少しずつ小アジアを奪われていきます。これに恐怖してローマ教会に援軍の派遣を求めたことが、のちの十字軍運動につながるわけです。

しかし、この間にビザンツ帝国が直面した問題は、軍事的な劣勢と版図の縮小だけではありません。宗教上の神学論争も繰り返され、そのなかでももっとも深刻な影響を及したのは、偶像崇拝の禁止を極端にまで進めた聖像破壊運動（７２６〜７８７年、８１５〜８４３年）です。『旧約聖書』にある「モーセの十戒」の第2では、偶像崇拝の禁止がたしかに唱えられていますから、イエスの肖像や十字架が偶像にあたるのなら、信者の多くが間違いを犯していることになります。

ユダヤ教とキリスト教に続く第3の一神教として成立したイスラム教では、偶像崇拝の禁止を徹底しており、モスクを飾る装飾はアラビア文字か植物文様ばかり。モスクには、礼拝の方角を示す目印はあっても、人を描いた絵画や彫刻の類はいっさい見あたりません。十字架のような宗教的シンボルさえもありません。

このような様子を見せつけられては、軍事的な劣勢を不信仰に対する神罰と受け止め、信仰の徹底を求める動きが出てきても不思議ではありませんでした。その高まりを受け、ビザンツ帝国で実施されたのが、聖像破壊運動だったのです。

これにより、ビザンツ領内では聖像の類がいったん一掃されます。その動きはローマ教会にも及びましたが、ゲルマン民族とともに歩もうとしていた事情も影響したのか、ローマ教会の姿勢はコンスタンティノープル教会よりはるかに柔軟でした。聖像それ自体を崇敬するのではなく、目に見えない神を想起する助けにしているだけだから問題なしとの公式見解を示し、早期に混乱を収拾させました。

このため、かねてより主導権争いを展開していたローマ教会とコンスタンティノープル教会の関係はさらに悪化し、1054年には互いに破門を言い渡す事態となります。俗にいう東西教会の分裂がここに生じたのです。

このようにかたくなで、創造力に欠けるイメージがつきまとうビザンツ帝国ですが、改良のつもりが改悪になってしまうなど、革新や進歩とされる行為が必ずしもよいとは言い切れないのが、歴史の面白いところでもあります。

ビザンツ帝国の統治下では、医療技術に大きな進歩が見られたわけでも、医学上の偉大な発見があったわけでもありませんでしたが、数多くの医学書が編纂されました。

ガレノスの主要書を要約した『アレクサンドリア集成』

第1章でも記したように、4～5世紀頃から書物の形態が、長いパピルスの用紙を巻物にした巻子本から、丈夫な羊皮紙を用いて製本された冊子本に変わります。

ビザンツ帝国の統治下で生み出されたのは、ガレノスをはじめ、医学上の先駆者の著作を抜粋したり要約したりして、医療現場の人間に扱いやすく編纂した書物でした。これは、冊子本だから可能となった芸当と言えるでしょう。

なかでも中世西ヨーロッパに大きな影響を与えたのは、オリバシウス（活躍320～400年）、アエティウス（活躍530～560年）、アレクサンダー（活躍525頃～605年）、パウルス（活躍640年）の4人で、エーゲ海のアイギナ島で生まれたパウルスを除いて、他の3人はみな小アジアの生まれ。オリバシウスはギリシャ時代から医学が盛んだったペルガモンの出身で、アエティウスとパウルスはともにアレクサンドリアで医学を学んだ経験がありました。

さらに、両者の経歴は不詳ですが、『尿について』を著したテオフィロス・プロトスパタリオス（活躍7世紀前半）、『脈について』を著したフィラルトゥス（活躍9世紀）の与えた影響も大きく、尿と脈による診断法は、中世からルネサンス期の医師のあいだで幅広く用いられました。

ビザンツ帝国の都はコンスタンティノープルであり、優秀な医師は皇帝の侍医として招聘されましたが、そうした医師は少数の例外でした。帝国における医学の中心はコンスタンティノープルではなく、エジプトのアレクサンドリアだったのです。

前3世紀創建の巨大図書館こそ失われましたが、ギリシャ時代以来の学問の蓄積は誰もが認めるところで、ビザンツ時代にはガレノスの16点の著作選集が医学教育の教材として重視され、「十六書」と呼ばれました。6世紀ないしそれより少し後になりますが、「十六書」を要約のうえ、追加説明を加えた『アレクサンドリア集成』が編纂されます。アレクサンドリアがアラブ・イスラム軍の手中に落ちたのは、おそらく編纂が完了した後のことだったのでしょう。アラブ人医師の目にも優れた著作と映ったらしく、便利な医学書として重宝されたようで、アラビア語写本のものだけが伝存しています。

イスラム世界で進んだ医書古典のアラビア語訳

古代ギリシャ・ローマの文化と中世西ヨーロッパの文化をつなぐルートは、西ヨーロッパの修道院とビザンツ帝国だけではなく、もう1つありました。アラブ・イスラム世界です。十字軍運動をきっかけに商船の往来が増え、アラブの書物などがヨーロッパに入ってくるようになったのです。

まず、アラブ・イスラム世界の概略を整理しておきましょう。

イスラム教の創始者である預言者ムハンマドが世を去ったのは、西暦632年のことです。

それから正統カリフ時代（632〜661年）を経て、シリアのダマスカスに都に置いたウマイヤ朝時代（661〜750年）までは統一が維持されていました。

ウマイヤ朝の滅亡後は、アッバース朝と後ウマイヤ朝に二分されますが、10世紀にはどちらも衰退を始め、各地で地方勢力による割拠が始まります。それに伴って、文化の中心もそれぞれの都のあったバグダードとコルドバにかぎられることはなくなり、チュニジアのカイラワン、エジプトのカイロ、中央アジアのブハラなどの文化水準も、両都に負けないレベルにまで成長を遂げます。

アラブ・イスラム国家が古代ギリシャ・ローマの文化を受け継ぐにあたっては、アラブ軍の進軍に対して積極的に内応したユダヤ人やネストリウス派キリスト教徒に負うところが大であったと考えられます。それまで異端として迫害されていた彼らにとって、人頭税を支払えば生命・財産・信仰の自由を保障してくれるアラブ軍は解放軍に見えたはずだからです。彼らがさらによい処遇を期待して、ギリシャ語文献の翻訳を持ちかけたとも考えられます。実際に、アラビア語への翻訳を手がけた人材のほとんどが、ユダヤ人かネストリウス派のキリスト教徒だったのですから。

敗走するビザンツ軍に書物を移送させる余裕があったとは考えがたく、アレクサンドリアなどに放置された膨大な書籍群は、すべて接収されたとみていいでしょう。

最初は学問好きな地方官が私費で人を雇って始めたのかもしれません。被征服者の学問、それも異教徒の学問を吸収するのに抵抗はなかったのかと、疑問に思われるかもしれませんが、新興の意気盛んなものが異文化に対して寛容になることは、歴史が証明しています。少なくとも11世紀頃までのイスラム世界では、優れていると判断したものは貪欲に吸収するのが習いとなっていました。

「ギリシャの医学や哲学はとにかく凄い」「1人でも多くのアラブ人が読めるように、できるだけ多くの文献をアラビア語とシリア語に翻訳しよう」……そんなムードが盛り上がったのでしょうか。アッバース朝時代には個人レベルではなく、国家事業としてそれが推進されます。ちなみに、シリア語とは、アラブ系キリスト教徒が用いていた言語を指します。

アッバース朝の新都バグダードに、ギリシャの哲学・科学文献の収集・研究とそのアラビア語とシリア語への翻訳を主たる目的とする巨大文化施設「バイト・アル・ヒクマ（知恵の館）」を建設させたのは、第7代カリフのマアムーン（在位８１３〜８３３年）でした。１００５年にはファーティマ朝が支配するエジプトのカイロにも、同じ名前で目的を一にする施設が築かれます。これにより、ギリシャ語の写本は失われながらもアラビア語写本なら伝存する書籍が、多数生まれることとなるのです。

医学教育入門書『医学問答集』を編んだイスハーク

「アラブの医学は翻訳に始まる」と言っても過言ではありません。多くの翻訳者の名が伝えられていますが、最初に目立った功績を残したのは、フナイン・イブン・イスハーク（８０９〜８７３年）、ラテン名をヨハニティウスというネストリウス派のキリスト教徒でした。翻訳名人と呼ばれるレベルにあり、バグダードの「知恵の館」において翻訳の総指揮を任された逸材です。

イスハークにより、ヒポクラテスやディオスコリデス、ガレノスなどの著作が多数翻訳されました。そのなかには、以前に別人の手でなされた貧弱な翻訳を大幅に手直ししたものもあれば、新しく全面的に翻訳したものもありました。医学にかぎらず、プラトンやアリストテレスの著作にも手を出したといいますから、息子のイスハーク・イブン・フナインや甥のフバイシュ・イブン・アル＝ハサンら優秀な協力者がいたとはいえ、ものすごい作業量です。

プロの翻訳家であれば直訳で終わらせず、きちんと通じる言葉に置き換えなくてはいけません。該当する言葉がなければ、新しい語彙を生み出さねばならないわけですから、責任も重大です。

山のような仕事をこなしたなかでも、イスハークの最大の業績とされるのが、あちこちに散らばっていたガレノスの著作のうち、医学一般、自然学、解剖学、生理学、疾患学、徴候学、治療学に関する著作を、ひじょうにコンパクトに集約したことです。とくに『解剖手技』15巻のうち第9巻の後半以降の部分はギリシャ語原典では失われており、イスハーク訳に始まる写本だけが頼りにされています。

イスハークの功績にはもう1つ、『アレクサンドリア集成』をもとにした医学教育の入門書『医学問答集』を挙げることができます。本書はアラブ・イスラム世界で広く用いられたほか、のちにはその一部がラテン語に訳され、サレルノ医学校（P90）で編纂された医学教材集『アルティセラ』（P94）の中核的な部分を占めています。サレルノ医学校とは、医学理論と医学実地を両輪とする医学教育を最初に始めた学校で、その教育内容は、卒業生たちを通じてヨーロッパ中に伝えられました。

古典医学の集大成『医学典範』を著したイブン・スィーナー

イスハークの次に現れた偉大な翻訳家は、ムハンマド・イブン・ザカリーヤー・アル・ラージー（８６５頃〜９２５年／９３２年説もあり）で、ラテン名をラーゼスといいます。大著１１３編、小著28編を著したと伝えられ、もっとも有名な著作は自身の出身地の知事のために著した『アルマンソールの書』です。これは、解剖学、生理学、薬剤学、健康学、化粧品、旅行者への処方、外科、中毒、疾患とその治療、熱病の10書からなります。なかでも頭から足までの部位別に疾患を扱った第９書は、12世紀にラテン語訳が出版されて以降、ひじょうによく用いられました。

ラージーのもう１つの代表作である『医学体系』は、ギリシャ・ローマに加え、インドやシリアの書物からの病気や治療に関する文章の抜き書きに、自身の症例観察を加えたものです。これは、彼の死後に世に出されました。

また、麻疹と天然痘が別々の病気であると明らかにしたのも、このラージーです。しか

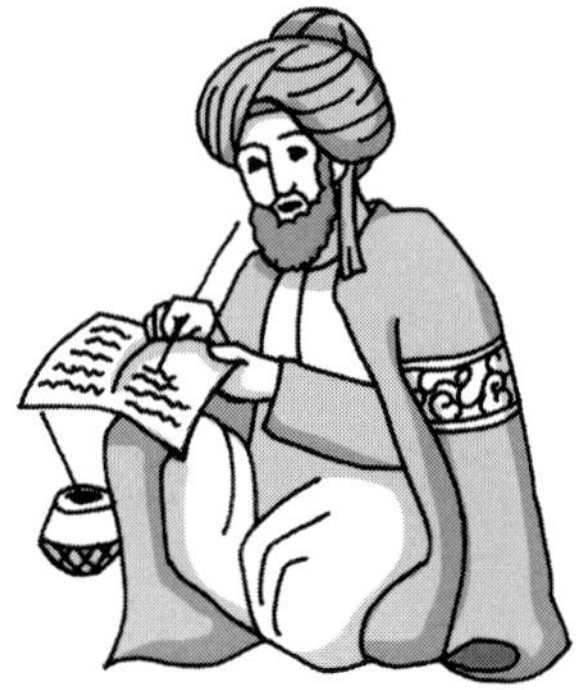

「ただ今、『医学典範』を執筆しておる」

し、それについて言及した書物のラテン語訳刊行が遅れたことから、西ヨーロッパの医師たちは、イブン・スィーナー（９８０〜１０３７年）の『医学典範』を通じてそれを知るところとなりました。

そして、このイブン・スィーナーこそ、アラブ・イスラム世界が生んだ最大の医師と言えるでしょう。〝学問の頭領〟とも呼ばれました。ラテン名はアヴィセンナ。中央アジアのブハラで生まれ、イランのハマダーンで亡くなりました。イランでは、国王や武将だけでなく文化英雄をも篤く称える伝統があるため、現在もハマダーンにある彼の墓廟には、行楽も兼ねて訪れる人が絶えません。

イブン・スィーナーがそこまで称えられるのは、彼の著した『医学典範』が、アラビア医学の最高峰と目されているからです。全5巻からなるその内容はひじょうによく整理されています。

第1巻では総論と医学理論、第2巻では単純医薬、第3巻では各部の疾患、第4巻では全身性の疾患、第5巻では複合薬の処方と解毒薬について詳述する構成で、患者の症状から見るべき項目をすぐに引ける大変な優れものです。古代ギリシャ・ローマに由来する医学理論を体系的に整理したうえ、臨床的な知見を加えて集大成した総合的な医学書でした。

やがて医学の基本となるものとして、アラブ・イスラム世界だけでなく、ラテン語訳されたものが西ヨーロッパでも13世紀から17世紀まで医学の教材として広く使われることになります。もっとも、18世紀以降になると、西ヨーロッパでは『医学典範』は古典の位置に押しやられ、教材として利用される機会はなくなるのですが。

一方、イスラム世界ではいまだに現役で、『医学典範』に基づく伝統医学はユナニ医学と呼ばれています。

ユナニ医学とは、中国医学、インドの伝統医学（アーユルヴェーダ）と並ぶ世界3大伝統医学の1つで、「ユナニ」の名は「ギリシャの（イオニアの）」を意味するアラビア語ないしペルシャ語に由来します。パキスタンとインドでは政府から公式な医学として認定されており、イスラム世界の他の地域でも、民間医療として命脈を保っていて、ユナニ医学を教える学校も現存します。

十字軍が持ち帰ったハンセン病と天然痘

医学を含む古代ギリシャ・ローマの学問が中東イスラム世界でよく保存されている、しかもかなりわかりやすく整理されていることが判明したのは、十字軍運動が始まってしばらく経った頃のことです。

十字軍運動とは、教皇の呼びかけのもと、異教徒から聖地エルサレムを奪回して、誰もが安心して巡礼に行けるようにしようとする活動でした。当時の巡礼は、非武装の民衆がどんなに群れをなしたところで、いたずらに殺されるばかり。王侯貴族の参加なしには小アジアを通り抜けることもかないませんでした。

第1次十字軍がエルサレムを占領したのは、11世紀末のこと。エルサレム王国をはじめ、いくつかの十字軍国家が築かれ、それらが13世紀末に滅ぼされるまで、イスラム諸勢力と攻防を繰り広げます。

はっきり言いまして、当時の西欧カトリック世界の人間は〝井の中の蛙〟でした。異教徒と生身で接触するのも初めてなら、カトリック以外のキリスト教徒と接するのも初めて。未知との遭遇は、未体験の病気やほとんど忘れ去られていた病気を、西ヨーロッパに伝播させることにつながりました。

ハンセン病と天然痘がその例です。古代ローマ時代の記録に見える「象皮病」もハンセン病であった可能性はありますが、かぎられた情報からはなんとも言えません。

十字軍時代のハンセン病は、感染経路も不明なら治療法もなかったので、感染者を隔離するしかありませんでした。しかし、王侯貴族の当主が感染した場合はそうもいきません。エルサレム王のボードゥアン４世（１１６０～１１８５年）は、隔離されることも退位を迫られることもありませんでした。

天然痘のほうは、地域差が大きいのか、のちに中南米やオセアニアに伝えられた際には人口を激減させますが、西ヨーロッパでは流行こそしながら、治癒後にあばたの残ることが嫌がられる程度で、さほどの脅威とはなりませんでした。だいぶ時代が下りますが、イングランドのエリザベス１世（１５３３～１６０３年）が常に顔を真っ白に塗っていたのは、あばたを隠すためといわれています。

反対に西ヨーロッパからアラブ世界にもたらされた病気については、何も記録がありません。現地の住民にとっては、異教徒と見れば無差別に殺そうとするヨーロッパの騎士たちこそが、最大の疫病神だったのかもしれませんね。

医書古典をアラビア語からラテン語に再翻訳

西欧カトリック世界は、未知の病に悩まされた一方で、医学を含めた学問の分野ではおおいに得るところがありました。古代ギリシャ・ローマの再発見がなされたのですから。西ヨーロッパではもはや著者名と題名しか伝わらない著作が、アラブ・イスラム世界には豊富にあったのですから、教養ある修道士たちは知的好奇心を抑えきれず、ギリシャ語のものがあればもちろん、アラビア語やシリア語で記された文献も集めまくり、しばらくはラテン語への翻訳作業に没頭します。

翻訳作業のメッカとなったのは、イベリア半島のカタルーニャとトレド、パレルモを中心とするシチリア島、イタリア半島の海港都市など、異文化との交流に慣れた地でした。

カタルーニャは、ローマ人、西ゴート人、アラブ人、フランク人の支配を経て、12世紀にはアラゴン王国に統合されますが、支配者が変わるたびに住民が総入れ替えされたわけではなく、何度も文化の混交を重ねた経験がありました。

８世紀初頭以来、イスラム勢力の支配下にあったトレドは、カトリックによるレコンキスタ（国土回復運動）が開始されてから比較的早く、カスティリア王国によって１０８５年に奪還され、その後、歴代の大司教の保護下に学術都市として栄えました。ここでは、ユダヤ人やコンベルソ（ユダヤ教からキリスト教への改宗者）、モサラベ（イスラム統治下でも改宗しなかったキリスト教徒）などの協力が得られたことから、翻訳作業がスムーズに運び、その対象は哲学、神学から自然科学までひじょうに多岐にわたりました。

シチリアは、ギリシャ人、カルタゴ人、ローマ人、東ゴート人、ビザンツ人、アラブ人、ドイツ人を経て、11世紀末からはノルマン人の支配下に置かれるなど、当時のヨーロッパのなかでもっとも多様性に富んだ地域で、翻訳作業に適した環境にも人材にも事欠きませんでした。

イタリアの海港都市では、ヴェネツィアとピサが大きな役割を果たします。これらの地域で実施された一連の作業は12世紀に集中していたことから、のちのイタリア・ルネサンスにならって、「十二世紀ルネサンス」と呼ばれています。

古代ギリシャ・ローマ時代の医学がイスラム世界で保存され、十字軍時代に戻ってきたことは、西欧カトリック世界にとって幸運だったと言っていいでしょう。しかし、それは疫病という厄介なおまけつきでした。

2

サレルノ医学校と都市国家

専業医師の育成拠点は文化の交差点に生まれた

ヨーロッパ中世は専業医師不在の時代

イスラム世界で再発見されるまで、古代ギリシャ・ローマ時代に由来する伝統医学が、西ヨーロッパで完全に途絶えていたわけではありません。修道院や教会で細々と継承されていました。

西ヨーロッパの古代末期から中世初期は、都市の規模が縮小したせいで、医療を実践する世俗の医師たちは減る一方でした。この時代には、王侯貴族の侍医にあたる存在も見あたりません。宮殿に常駐する専門職としては存在しなかったのでしょう。

近代のイギリス貴族を描いた映画を見ると、貴族の屋敷には必ず執事と従者がいます。執事が使用人たちの統括など家政全般の責任者であるのに対し、従者は当主専属の世話係で、着替えの手伝いから外出時のカバン持ちまで幅広くこなします。

こうした従者の存在は、中世騎士華やかな頃から連綿と受け継がれたものです。中世騎士の甲冑はあまりに重く、馬の乗り降りにも甲冑の着脱にも介助役を必要としました。そのため専属の従者が必要だったのですが、役割はこれにとどまりません。当主と2人きりで旅をしたり、戦いに敗れて当主と2人きりになったりした場合、食料の調達から通訳、傷の手当て、病気の治療に至るまでこなせる便利屋であることも求められたのです。

手当てや治療といっても、自分が親から受けた以上のことは知りえませんでした。当時は、家の大小や身分の上下に関係なく、単純なけがや病気は身近な人間関係のなかでなんとかするのが当たり前だったのです。家庭内の年長者が役に立たなければ、近隣の家々、さらには隣の村をあたるなどしていました。

家庭で手に負えない際の頼みの綱は修道院

家庭や共同体レベルで手に負えない場合は、修道院が頼られました。日帰り可能な範囲にいくつもあるわけではないですから、どこの修道院もけっこうな忙しさだったはずです。フィクションになりますし、時代も下りますが、この様子については12世紀前半のイングランドを舞台にした連作推理歴史小説『修道士カドフェル』シリーズ（エリス・ピーターズ）が参考になります。日本語訳（光文社文庫）も出され、テレビドラマ化されたものもあるので、興味のある方はご覧になってみてください。

修道院で実践された医療レベルを知る手がかりとしては、12世紀のドイツの修道女ヒルデガルト・フォン・ビンゲン（１０９８〜１１７９年）の著作が挙げられます。彼女が著した医学書『被造物の種々の精妙なる本性に関する書』は書写の過程で2部に分けられており、第1部の『単純医学の書』は、自然界で薬として役立つものを集めた内容です。第2部の『複合医薬の書』、通称『病因と治療』は、「宇宙と元素」「人間の本性と病の原因」「治療法」「生と死の徴候」「月経と気質」の5章立てからなっています。

同書の内容は、神への信仰が随所に盛り込まれるという当時ならではの制約がありながらも、体液のバランスを重視する病理学、食餌と養生法を中心とする治療と植物薬を中心とする医薬など、ガレノスをはじめとする古代以来の伝統的な医学に基づいたものでした。

しかし、だからといって、実際にできる治療や処方できる薬は、家庭や地域の素人医療と大差ないのも事実でした。古典医学の水準は、その程度のものだったのです。

それでも修道院が頼りとされたのは、修道士が神に仕える身であることに加え、読み書きのできる集団だったからでしょう。識字率の低い社会では、読み書きができるというだけで一目置かれます。経験がないことでも、書物を読んで調べることができるのですから、読み書きのできない人々から見れば、医療活動にも従事する修道士は別次元の存在でした。

たとえ救命はかなわなくとも、修道士が最善を尽くしてくれたり、たとえ見当はずれであろうとも、もっともらしい説明をしてくれれば、遺族も心の整理がついたのでしょう。人々に安心や慰めを与えることこそ、修道院医療の最たる特色であったかもしれません。

蔵書の書写も修行の一環

修道院が医療行為を担ううえでは、古代ギリシャ・ローマ時代の医書をある程度保有していたことも大きな強みでした。

先にも述べたとおり、ゲルマン民族流入後の乱世で、図書館や金持ちの蔵書庫が失われるなか、修道院と教会が古文書のほぼ唯一の保管庫となっていました。なかには、南イタリアのウィヴァリウム修道院のように立派な図書館や書写室を備えたところも少なくありませんでした。

つまり、ローマとローマ文化を受け入れたケルト人やゲルマン人との融合が進展した7世紀以降も、多くの修道院では、ヒポクラテスやガレノス、ディオスコリデスなどの古代ギリシャ・ローマの著作が書写され、修道士たちは必要に迫られては古文献を頼りに医療行為を施し、薬の処方、薬草の栽培などにもあたっていたのです。

教会が布教の拠点かつ集会の場であるのに対し、修道院は祈りと修行の場です。

イタリア中部ヌルシアの修道士ベネディクトは、のちに「西欧修道院制の父」と呼ばれ、1964年には教皇庁から「全ヨーロッパの守護聖人」に認定された聖人です。彼が529年にイタリア中部のモンテ・カッシーノに創設した修道院が、のちの修道院の模範となりました。

このモンテ・カッシーノ修道院には、73章からなる戒律がありました。「祈れ、そして働け」をモットーとしただけあって、夏なら午前2時半、冬なら午前2時の起床時間から、夏なら午後8時半、冬なら午後6時半の就寝時間まで、寸分の余白なく事細かに1日の時間割が定められていました。

その時間割で注目したいのは、「手の労働」という見慣れない言葉です。

夏の時間割では午前5時半から7時半まで、午前8時から9時まで、午後4時半から7時まで、冬の時間割では午前7時から正午まで、午後0時半から3時までが「手の労働」にあてられているのです。

手を使う労働の範囲はひじょうに広く、農作業やワイン作りはもちろん、蔵書の書写活動もそこに含まれていたと考えられます。

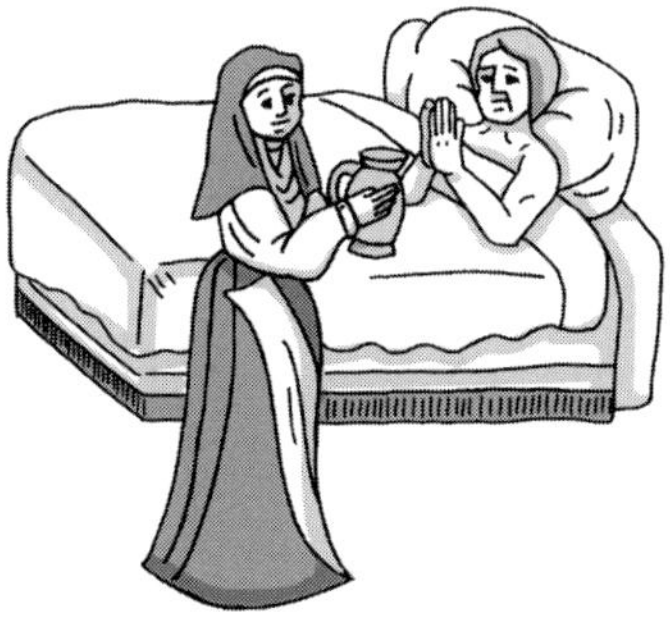
「古文書のあの薬草が効きそうね」

もちろん単に時間割にあったから書写の作業にあたったというわけでもないでしょう。病人やけが人から助けを求められた際に突き放したりせず、最善を尽くすのが神の道に生きる者の務め。そもそもは必要に迫られて医書を読み込むうち、病気と症状の名称、治療法、薬の処方、薬草の栽培など、実用的で閲覧回数も多い項目は筆写しておいたほうがいいということになったのではないでしょうか。

このようなことがたび重なり、修道院が古代ギリシャ・ローマの医療を継承し、実践する場にもなったと考えられます。

一方、教会も蔵書量では負けてはいませんでした。

病気やけがに苦しむ人々は、教会へも足を運びました。聖人の亡骸を埋葬していたり遺品を所持していたりする教会は、とくに高い人気があり、そこでも医療活動は行なわれました。

しかし、教会が本来、布教の場である以上、修道院とはおのずと対応が異なり、「病気は人間の罪によって生じる」と口にすることを忘れません。不養生や無理のしすぎなどの自覚のあった人はまだしも、何も身に覚えのない人はどう受け止めたことでしょうか。

経済力と医書と国際性が医学校誕生の条件

西ヨーロッパで、医療が修道士の手から離れ、専業の医師が珍しくなくなるまでには、かなりの歳月を要しました。修道院を通さずに医師を育成するのは、それだけ難しいことだったのです。

先にも述べたとおり、古代ローマ帝国によって築かれた社会は、ゲルマン民族の大移動をきっかけに崩れ去りました。定住生活を始めたゲルマン民族は、大移動開始前と同じく分割相続に復帰しますが、これは新たな秩序を構築するうえでマイナスに働きました。相続のたびに取り分を巡る争いが生じたからです。西ヨーロッパ社会が秩序の再編を終え、ようやく安定と落ち着きを取り戻したのは10世紀頃のことです。

それより少し前の８００年には、「カールの戴冠」という出来事も生じます。フランク王のカール1世がランゴバルド族を打ち平らげて教皇を解放。その見返りとして、西ローマ皇帝の冠を授けられたのですが、この一件で得をしたのは教皇ばかりでした。ビザンツ皇帝を後ろ盾とするコンスタンティノープル教会に対抗するうえで、教皇は自身の管轄内に独自の皇帝を復活させる必要があったからです。カール1世自身は、イタリア半島にまで版図が及んだことを除けば、実利で得るところはほとんどありません。皇帝の肩書は、身を飾るたいそう豪勢なアクセサリーのようなものにすぎませんでした。

カール1世が死ぬと、その版図は分割相続されます。これによりフランス、ドイツ、イタリアの原形が整い、西ヨーロッパ社会も徐々に落ち着きを取り戻していきます。

ゲルマン国家が次々と誕生した頃、征服者であるゲルマン民族と被征服者であるローマ人およびガロ・ローマ人の人口比は、1対10ほどでした。元は言語も信仰も生活習慣も異なる異民族同士が、混沌とした状態で共に歳月を過ごすこと数百年、10世紀頃には大移動開始前に何者であったかはほとんど忘れ去られ、新たなる慣習法が整っていきます。

こうした社会の安定は経済力の向上にもつながりました。これが、医学校誕生の第1の要件と言えるでしょう。

そして、第2は医書の存在です。ヒポクラテスやガレノスをはじめとする古代ギリシャ・ローマ時代の医書が伝存しているかどうか。これがあるとないとでは天と地の開きです。

第3は異文化との交流の有無で、アラビア語の著作をラテン語に翻訳できる環境にあるかどうかが運命の分かれ目でした。

以上の3つの条件をクリアできる土地こそ、専業の医師を育成するにもっともふさわしい場所。その栄えある世界最古の医学校誕生の地となったのが、イタリア半島南部の小都市サレルノでした。土地を冠してサレルノ医学校と呼ばれます。

サレルノは国際色豊かな人気保養地

サレルノは、イタリア半島南部で最大の都市ナポリから南東に50キロのところに位置し、ティレニア海につながるサレルノ湾に面しています。ローマ時代からナポリと並ぶ人気の保養地となっていました。

現在のナポリはローマ、ミラノに次ぐイタリア第3の都市ですが、11世紀にはサレルノのほうが栄えており、サレルノとの立場が逆転するのは、ノルマン人のシチリア王国により半島の南部全域が平定された1140年以降のことです。それまでは、サレルノこそ南イタリア最大の都市で、支配者が代わっても長期療養に訪れる人は絶えませんでした。

保養地ですから病気療養者も少なくないうえ、未経験の症状に出合ったときに参照するなど継続的な医療活動には欠かせない古代の著作もある程度、伝存していました。また、海路での出入りがたやすいことから、海上交通の要衝としても栄えていました。

この一帯の支配者は、西ローマ帝国からゲルマンの傭兵部隊、東ゴート王国、ビザンツ帝国、ランゴバルド王国、フランク王国、ランゴバルド系のサレルノ侯国を経て、1076年にはノルマン人のロベルトゥス・グイスカルドゥスへと代わります。

ノルマン人とは、北欧のヴァイキングの後裔でデーン人と呼ばれた集団のうち、フランスの北西部のイギリス海峡に臨む地域（ノルマンディー）に定住した者たちのことです。彼らが、「北の人」を意味するノルマン人と命名されたのでした。

そこが人口飽和状態になったことから、1066年にノルマンディー公ウィレムの呼びかけでイングランド征服に従う者が多く現れます。また、それとは別に傭兵としての働き口があるというので、イベリア半島を迂回し、はるばる南イタリアまで足を運んだ集団もいました。グイスカルドゥスもそのなかの1人だったのです。

グイスカルドゥスとフランク王国はカトリックでしたが、ビザンツ帝国はギリシャ正教、東ゴートとランゴバルドはアリウス派を信仰していました。アラブ・イスラムの勢力も、サレルノまでは及びませんでしたが、シチリア島から南イタリアの一部には及んだ時期がありました。また、どの時代を通じてもユダヤ人の往来が絶えないなど、サレルノだけでなく、南イタリア全体が国際色豊かで多様性に富む地域だったのです。

支配者が代わったからといって、前時代の文化を全否定することはなく、よいと判断したものは共通の財産として受け継ぐ。外来のものでもよいと判断したものは出自に関係なく受け入れる。異文化との交流が日常的であったからこそ、世界に先駆けた動きがサレルノで現れたのでしょう。

サレルノ医学校については、出身の異なる4人の医師が設立したとする、いかにもサレルノにふさわしい伝承があるのですが、残念ながら言い伝えの域を出ません。

実際の成立事情は不明ですが、10世紀後半に、個人的に徒弟を教える医師たちのゆるやかな共同体が成立していたことはたしかです。初期の大学もそうなのですが、特定の校舎はなく、「サレルノ医学校」とは共同体全体を表す名称でした。

優れた医学教材が続々と登場

医師の育成には、便利な教材があるに越したことはありません。サレルノでは11世紀前半に、必要な内容を選別して、著作としてまとめる人が何人か現れます。名前のわかっているのはほんの数人ですが、『受難録』という本を著したガリオポントゥス（活躍１０３５頃～１０５０年頃）はその1人です。著書名は「病気の災難を受けた記録」という意味を込めて名付けたのでしょう。

その内容は古代の文献をもとにしながら、局所的な疾患を頭のてっぺんから足の先まで並べ、これに全身性の熱病を加えたものにつき、原因・診断・治療・予後をそれぞれ記したものです。これが、その後に続く医学実地書の嚆矢《こうし》といわれています。医学実地書とは文字どおり、医師のためのマニュアル本です。

ガリオポントゥスと同時期に活躍したペトロケルス（活躍１０３５～１０５０年頃）も、『実地』という著作を残しています。また、サレルノ大司教を務めたアルファヌス1世は、4世紀にネメシオスが著した『人間の性質について』など、古代ギリシア語文献のラテン語訳を多く手がけました。

11世紀後半に活躍したコンスタンティヌス・アフリカヌスは、多数の著作をアラビア語からラテン語に翻訳しています。そのなかには、ギリシャ語の写本が失われて久しい著作やアラビア語で新たに編まれた著作も含まれていました。このアフリカヌスによる翻訳は、ヨーロッパでは失われていた古代の医学をアラブ・イスラム世界で再発見し、ヨーロッパに伝える橋渡しの作業だったとも言えます。

その名前からうかがえるように、アフリカヌスはアフリカの出身です。カルタゴ生まれの商人で、ヨーロッパには医学書が乏しいことを知って、サレルノにアラビア語医学書を多数もたらしました。そして、サレルノで知り合った大司教アルファヌス1世の勧めでモンテ・カッシーノ修道院に入り、医学書のラテン語訳に従事します。

アフリカヌスはなぜか『全医術』という著作に関して原著者を示していませんでしたが、オリジナルはイランのアリー・イブン・アッバース（ラテン名ハリー・アッバース）が著した包括的な医学書『医術の鑑』であるとわかっています。

かかわった人物の名前は伝えられていませんが、『アルティセラ』という医学教材集が編纂されたのも同じ頃です。同書の中核をなしていたのが、以下の7編でした。

■アラビアのフナイン・イブン・イスハークの『ヨハニティウスの医学入門』

■ビザンツのフィラルトゥスの『脈について』
■ビザンツのテオフィロス・プロトスパタリオスの『尿について』
■ヒポクラテスの『箴言』『予後』『急性病の治療』
■ガレノスの『医術』

ここにある『ヨハニティウスの医学入門』は、フナインによる『医学問答集』（P74）の一部をラテン語訳したものに付けられたタイトルです。

この著作は大変重宝され、西ヨーロッパ全体で広く利用されるようになります。それまでもヒポクラテスやガレノスの医療がまったく受け継がれていなかったわけではないのですが、理論的な体系化はなされていませんでした。そのために医療の現場でうまく応用できずにいたのが、一連の翻訳のおかげで、光が当てられるようになったのです。

都市の成長を背景に高等教育が発展

伝承されてきた医学に加え、失われた医学の復元とアラビア医学の導入。これらの要素が組み合わさったことで、サレルノで最初の医学校が成立したわけです。そこから優秀な医師が輩出すれば、評判を呼ばないはずはありません。修道院で禁欲生活を経験しなくても医学を学べるという点が、魅力だった可能性もあります。評判が評判を呼び、ヨーロッパのあちこちからサレルノへ医学を学びに来る人が増えていくのでした。

アラビア語著作のラテン語への翻訳は、南イタリアとレコンキスタ下のイベリア半島で14世紀頃まで継続され、医学のあり方に大きな影響を与えました。古代の英知が豊富に利用できるようになった結果、医学理論が充実。医学と自然科学の結びつきが強調され、病気の説明にあたっての論理性がより重視されることにもなりました。

ヨーロッパ最古の大学は、北イタリアのボローニャ大学とフランスのパリ大学ともいわれます。どちらも当初は特定の校舎を持たず、研究・教育を目的とした教師と学生の同業組合に始まるものです。

サレルノ医学校もそれに似て、当初は徒弟を抱える医師の組合からなるひじょうにゆるやかな集合体でした。

このような組合が生まれた背景としては、生産力の向上と都市の成長を挙げることができます。

気温の上昇や農機具の改良といった複合的要因によって生産力が向上し、交易拠点都市として発展した結果、若者の何割かを一定期間、学業に専念させても支障のない経済的な余裕が生まれました。若者の側でも、読み書きや専門教育を受ければ社会的地位の上昇が見込まれることから、教育ニーズが高まります。こうして人口が多く経済力もある都市で、高等教育機関が定着することとなったのです。

「経済力の独立なくして学問の独立はない」

これは順天堂大学のある先生の言葉ですが、現在はもちろん、中世ヨーロッパでもまさに同じ状況だったのです。

単なる翻訳からより高度な作業にシフト

サレルノでは11世紀末頃から、次のステップに入ります。翻訳作業は引き続き行なわれますが、それと並行して、医学教材集『アルティセラ』への注釈の施し、個別の疾患を扱う医学実地書の著述、ブタの解剖などが盛んになります。

サレルノ医学校での授業の実態はわかっていませんが、少し後の中世大学と同じであれば、テキストの講読と討論が中心であったと考えられます。

講読は読書とは異なります。内容を読み上げながら理解を深めていくのが講読なので、教師の存在が不可欠でした。

古代の著作は内容が難解であったり簡潔にすぎたりと、ただ読み書きができるだけの人間が1人で挑んだところで、意味を理解することはできない代物だったのです。

テキストを読み進みながら、教師が解説を加えます。学生から意見や異論が出され、議論に及ぶこともありました。それらの反映として、注釈の充実も図られたと考えられます。ルッジェロ・フルガルドが『外科学』を著したのもこの頃です。ブタの解剖を重ねることで、内臓の種類や配置など、人体の仕組みについても想像を働かせることができたのでしょう。

もう少し時代が下ると、徐々に外科手術が注目されるようになり、内科と外科の別がはっきりしてきます。当時の医学教育は、人体の解明ではなく、医学理論を極めることを目的としていました。しかし、医師を目指す学生のなかには、理論は苦手な者もいたことでしょう。そういった学生が学識で勝る学生に対抗するには、結果を出すしかありません。それには成功か失敗かの結果がはっきりしやすい外科の手術や施術を手がけるのが最適でした。

ただし、外科が本格的に発展するのは、19世紀に麻酔と消毒が発明されてからです。中世の外科で対処できたのは、骨折や脱臼、捻挫、打ち身、外傷の手当てくらいでした。

国家のお墨付きが逆に衰退を招いたのかも

12~13世紀には、サレルノ医学校で学んだ医師がどこそこの王侯貴族の侍医になったという話がよく聞かれるようになります。サレルノから巣立った医師たちがヨーロッパ各地で目立った活躍をしたのです。しかし、その栄華も永遠ではなく、大学での医学部設置が進んで競合にさらされると、組織化の遅れが痛手となり、衰退を免れませんでした。

そんなサレルノ医学校にとって最後の華と呼べるのが、13世紀中頃です。１２３１年に神聖ローマ帝国皇帝のフリードリヒ２世（在位１２２０~１２５０年）から特許状を与えられたことを機に、学校組織が形成されたのです。その特許状には、「医師候補者はサレルノ医学校の教師の前で公開試験を受け、それから王またはその代理から免許を受ける」と記されていました。

下って１３５９年には、ナポリ女王ジョヴァンナ１世から、「医学校の出す証明書が医師の免許として有効」との命令が下されます。

大変名誉なことではありましたが、この２つの王命によりサレルノ医学校は国家に従属する存在と化してしまいました。そのことが自主独立の立場にあったサレルノから活力を奪い、衰退の一因となった可能性もあります。

また、『サレルノ養生訓』という著作が著されたのも、13世紀後半のことです。サレルノとの関係は明確ではありませんが、他の地で著されたとしても、わざわざサレルノの名を冠しているところに、当時におけるサレルノの権威が表れています。

同書は健康を保つための食事や生活習慣について述べた韻文集で、もっとも初期のものは３６４編の詩で６つの非自然的事物を扱っていました。その６つとは、空気、飲食物、運動と休養、睡眠と覚醒、充満と排出、感情のことで、ギリシャ・ローマ時代の養生法からほとんど変わっていないのが明らかです。

医学校や大学医学部が設立された背後には、都市の成長がありました。それまでの都市は政治都市か軍事都市のどちらかでしたが、中世には商業都市と学問都市が現れたのです。さらにその背後には、王侯貴族とも教会とも一線を画する存在、富裕な商工業者の台頭がありました。彼らが市民と総称される人々です。ヨーロッパ初の医学校の成立は、市民の誕生とともにあったのです。

3 黒死病と大航海時代の夜明け
生活水準を向上させ、インド航路を拓いた恐怖の病

東からやってきた感染症によって戦争も中断

黒死病の異名で知られた腺ペストの感染が、ヨーロッパで最初に確認されたのは、1347年夏のことです。7月にはビザンツ帝国の都コンスタンティノープル、9月にはシチリア島北東端の港町メッシーナで流行が始まり、瞬く間にヨーロッパ全体に広がりました。

病が相手では完全武装の騎士でも太刀打ちできず、1337年に始まった英仏百年戦争

も中断を余儀なくされました。

感染のメカニズムは皆目わかりませんでしたが、発生源と目された2つの地がどちらも港町であったことから、当然ながら、商船の関与が疑われます。時期的に合致したのは、イタリア北西部の港湾都市ジェノヴァの船で、出港地は当時ジェノヴァ領であったクリミアのカファ（現フェオドシヤ）でした。黒海の北岸から突き出た半島の南東にある港町です。

黒死病のおおもとはどこなのか。ユーラシア大陸の半ばをモンゴル帝国が支配していた時代ですから、その版図のどこかであるのは間違いありませんが、手がかりに乏しいため、長いこと絞り込めずにいました。

モンゴル帝国の版図は、半端な広さでありませんでした。モンゴル高原にとどまらず、東は朝鮮半島と中国大陸全土、西は中央アジアからイラン、ウクライナにまで及び、ロシアや東欧の諸侯も従属を強いられていました。どこの風土病が他の地域で流行してもおかしくない状況だったのです。

ところが、２０２２年6月17日、ＡＦＰ通信社から興味深いニュースが発信されました。イギリスの科学誌『ネイチャー』に掲載された論文について紹介した記事です。それによると、論文を発表した研究チームの一員で、英スターリング大学の歴史学者であるフィリップ・スラビン准教授は、その場所をキルギスの北部としています。

同教授がキルギス北部の墓地を調査したところ、ヨーロッパで黒死病が大流行するより７〜８年前、同地で埋葬数が急増し、複数の墓碑には「疫病で死亡」と記されていたことがわかりました。

具体的な死因を探るため、スラビン准教授は埋葬されていた７人の歯からＤＮＡを採取し、専門家に調査を依頼します。

独テュービンゲン大学のマリア・スピロウが、今回のＤＮＡを数千種類の微生物遺伝子と比較したところ、ペスト菌であることが判明しました。ちなみにスピロウは、この今回の論文の筆頭著者でもあります。

さらに、黒死病の流行は、ネズミなどの齧歯《げっし》類に寄生するノミにより運ばれるペスト菌が、突然多くの系統に分岐した「ビッグバン」と呼ばれる現象により始まったとされていました。具体的な時期ははっきりしていなかったのですが、今回のサンプルが分岐前のものと特定され、周辺地域に棲息する齧歯類からも同じ系統の菌が見つかったことから、同論文では「ビッグバン」が起きたのはキルギス北部で、その時期は黒死病流行の直前であると結論づけたのでした。

これが定説となるかどうかはまだ不明ですが、黒死病を巡る研究が大きく前進したことは間違いありません。

「死の舞踏」や検疫などが誕生

黒死病は1カ所に長くはとどまりません。数カ月猛威を振るったかと思えば急速にやんで、次の町で流行が始まる、その繰り返しでした。

感染の仕方もわからなければ、治療法もわからずでは、医師も聖職者も打つ手なしでしたが、無為無策でいるわけにもいかないので、患者と接するときにはカラス天狗のようなマスクを装着しました。嘴の部分にハーブなどの薬草を詰めれば、感染の防止になると期待されたからです。

聖職者のあいだではこれとは別に、「黒死病は神の意志」であり、人々の不信仰に原因があるとして、贖罪の気持ちを表そうと「鞭打ち苦行行進」という異様な行動に出る集団も現れました。

神の意志ではなく、誰かが井戸に毒を投げ入れたとするデマも流されました。悪役に仕立て上げられたのは決まってユダヤ人で、ユダヤ人に対する殺人や暴行

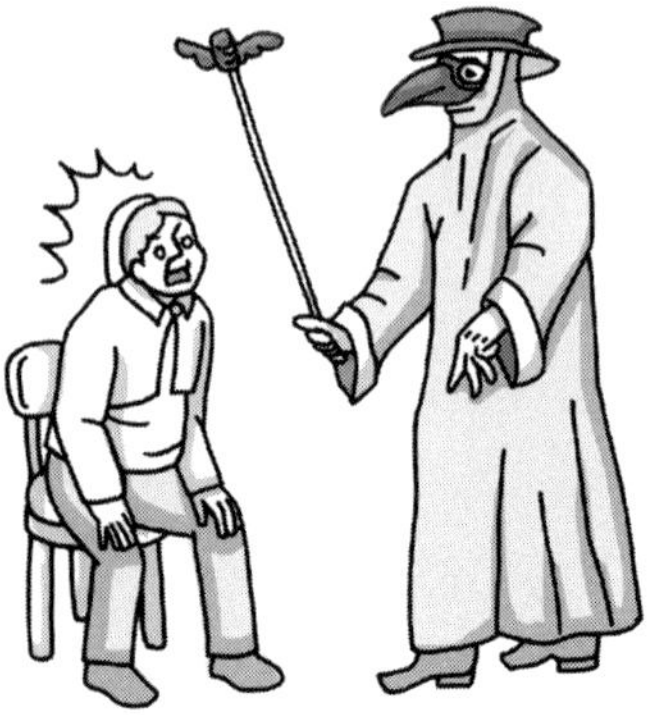

「この怪しい格好の奴が、お医者様？」

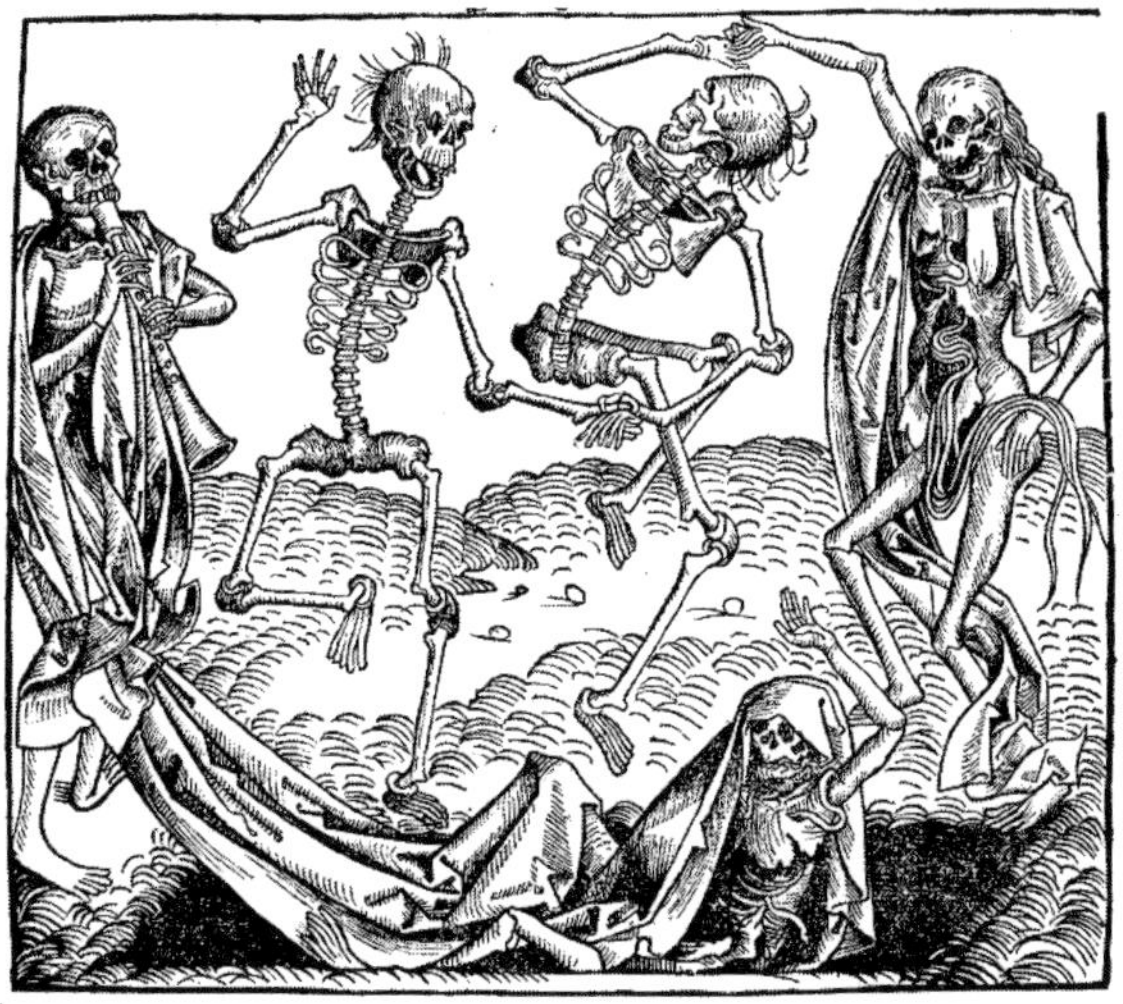

死の舞踏（ミヒャエル・ヴォルゲムート作、1493年）

事件もヨーロッパ各地で続出します。教会や王侯貴族のなかにはユダヤ人の保護に積極的な者もいましたが、そうでない者のほうが多かったのです。

全盛期の教皇といわれるインノケンティウス3世（在位1198〜1216年）などはその急先鋒だったため、1215年に開催された公会議では、「永遠の隷属と刑罰」の宣言のもと、7歳以上のユダヤ人男子すべてに対し、とんがり帽子と黄色い識別章の着用を義務づける決議が採択されました。ヨーロッパの王侯貴族たちはこれに逆らうことができず、それぞれの領内で同様の命令を発しました。

自分がいつ発病するかわからない不安は芸術家たちの作品にも反映され、「死の舞踏」という、骸骨が踊り狂う場面を題材にした絵画や彫刻が数多くつくられたのも、この時代の特徴です。描いたからといって治癒に効果があるわけではありませんが、現実に起きていることを、なんらかの形で残さずにはいられなかったのでしょう。

ただし、最初の流行場所が港町であることから、商船が関与していることはなんとなくわかりました。そこで早くも１３３７年のうちに、クロアチアのロクルム島で検疫が開始されます。新たに入港した船に対して、すぐには上陸も荷揚げも許さず、発病者が出ないかどうか、一定期間様子を見るという制度です。

イタリアのヴェネツィアもこれを真似て、同年のうちに実施を開始します。当初の隔離は30日間でしたが、それでは不十分だとして、１４４８年には40日間とされました。貿易港としてはヴェネツィアのほうがはるかに勝ることから、40日間の隔離はヴェネツィアが最初と誤解されたまま、イタリア語で「40」を意味する単語が検疫を意味する言葉として広まることとなったのです。

医学教育の中心は大学医学部へ

黒死病が大流行していた時期、医学教育の本場はサレルノ医学校から大学の医学部に移っていました。

総合大学ですから、基本的な教養も必須です。学生たちはまず自由学芸部で、「三学」と呼ばれる文法学、論理学、修辞学の3科に、幾何学、算術、天文学、音楽の4科を加えた合計7科を修得してから、上級の学部に進むものとされました。大学によって多少の違いはありますが、中世の大学はおおむね、神学部、法学部、医学部の3部体制を基本としていました。

大学の医学部のなかでも群を抜く存在だったのは、フランスのモンペリエとパリ、北イタリアのボローニャ、パドヴァの4大学です。

大学や教授は違っても、授業はどこも次のようなスコラ学的方法で実施されました。

まず、教授が導入のための説明をして、次に該当部分のテキストが朗読されます。教授がそれに解説を加え、それから討論に移ります。

あらかじめ提案者と論駁《ろんばく》者を決めておくと、討論はスムーズに運びます。向学心旺盛な学生たちであれば、そこから白熱した議論が展開され、最後は教授が下す結論により締めくくられるというのが、スコラ学的な学習法でした。

ボローニャ大学のアルデロッティやその弟子たちの場合、テキストには『アルティセラ』に含まれるヒポクラテスやガレノスの文書、アヴィセンナの『医学典範』が好んで用いられたそうです。

アルデロッティは名医として評判の高い人で、彼が他の医師と違っていたのは、ヒポクラテスとガレノスの医学を、アリストテレスの自然哲学と関連づけた点にあります。病気の治療を神に委ねるのではなく、哲学的な思考により治療方法を導き出すべきだとするスタンスです。このアルデロッティこそ、医学を法学と並ぶ学問へと高めた最大の功労者と言っていいでしょう。

14～15世紀になっても基本の教科書に変更はありません。病状の観察を重視したヒポクレテス、人体と病気について、健康と病気の成り立ちについての理論を展開したガレノス、ガレノスの著作を体系的に整理したアヴィセンナの『医学典範』が、変わらずに参照されました。

教授も学生たちも、『医学典範』の大半がガレノスに基づいていることに気づいてはいました。原典であるガレノスをやはり学び直したほうがいいに違いないと、内心ではきっと思っていたことでしょう。しかし、ガレノスの著作は膨大であり、しかもそこにはヒポクラテスの著作への注解や他人の著作に対する反論なども数多く混ざっていて、およそ読みやすいものではありませんでした。そのため、依然として『医学典範』が重宝されたのです。

やがて14世紀頃になると、大学の医学教育において、理論と実地がはっきりと分離されるようになりました。理論では自然と人間に関する普遍的な原理を教え、実地では健康を保持し健康な状態に回復するための手段を教えるという2分法が、18世紀まで継承されます。

人口減で生活水準が向上し、スパイス需要が拡大

さて、14世紀に起きた黒死病の流行は、全ヨーロッパで4人に1人の命を奪いました。普通に考えれば、ヨーロッパ全体が衰退に向かうはずと思われるでしょう。しかし、衰退したのは地方に割拠する諸侯ばかりで、全体としては過剰人口が減った結果、一家庭あたりの生活水準が向上しました。1年に数回しか口にできなかった肉料理を、もう少し高い頻度で食べられるようになったのです。

家畜はふんだんにいたからよいとして、問題は解体した肉の保存と調理法でした。長期保存するには複数のスパイスが不可欠であり、一度肥えてしまった舌を満足させるためにも、やはりスパイスが欠かせません。

ところが、スパイスはひじょうに高価な品物でした。オスマン帝国領内を通してしか入

手できず、途方もない中間マージンが乗せられていたからです。

豊かな食卓を守るには、スパイスを安価で入手する必要がある。これこそ大航海時代が始められた理由の1つでした。黒死病が引き起こした人口減少によって生活水準の向上がもたらされ、それが大航海時代を後押ししたのです。

コラム

古典医学の継承

学識に裏打ちされた説得力ある説明が重要

古代ギリシャ・ローマ時代と古代末期から中世のヨーロッパ。この間の医療にどれだけの違いがあるかといえば、じつはほとんど変化はありませんでした。ガレノスを超える医師も現れませんでした。

この章で紹介したとおり、10世紀後半には、南イタリアのサレルノで医学校が成立し、やや遅れて、北イタリアのボローニャやフランスのパリで大学の医学部が成立します。それらの医学教育の現場で主に教えられていたのは、医療技術ではなく、哲学理論でした。患者と患者の家族から尊敬されるための理論ないしは話術と見たほうがいいかもしれません。

大学では論理学と修辞学も学びますから、そこで修得した理論と話術を駆使して、患者とその家族を安心させるのも、医師として大切な務めだったのです。たとえ患者の救命がかなわなくても、遺族から怨みを買わぬよう、悪い噂を立てられぬよう、「最善を尽くしましたが」のひと言で納得してもらえるよう、わかりやすくて巧みな説明ができることは、医師に必須の素養でした。

医療技術だけをいうなら、中世ヨーロッパでは大学を卒業した医師と闇医師、民間医療の医師とのあいだに、たいした違いはありませんでした。

異なるのは、学識に裏打ちされた理論的な裏付けのある説明の有無です。大学を卒業した医師は読書量が多いわけですから、過去の事例からもっともらしい病名をつけるのもお手のものだったはずです。

病気がどのように進捗していったかの説明も、彼らには可能です。この点についてはヒポクラテスやガレノスの著作になくとも、同時代の診療記録からも調べることができました。

以前のように医師を修道士が兼ねるのではなく、専業の医師が生まれてから生じた最大の変化は、記録の蓄積にあります。自分が直接診察にあたったことがない症例も、診療記録を通して先輩や同僚と共有できるようになったのです。かといって、これがすぐに死亡率の大幅減少につながってはいないのですが、１つの前進には違いありません。塵も積もれば山となる、とはよく言ったものです。

先にも述べたとおり、アラビア医学がガレノスに始まることはわかっても、ガレノスの著作を読み通すのは至難の業でした。中世からルネサンス期にかけてガレノスは〝医師の君主〟とみなされ、その著作は権威あるものとして尊敬を集めながらも、やはりハードルが高すぎました。わかりやすいという理由で、どうしてもアヴィセンナの『医学典範』を頼ってしまうという時代が続きます。

ガレノスの著作に立ち返り、ヨーロッパで独自の医学教科書が著されるのは、少し遅れて16世紀の中頃のこととなります。

第3章
権威からの解放

1

人体解剖と宗教改革

中世が終わりを告げ、タブーが一挙に解禁

人体解剖を阻んできた2重のタブー

古代エジプトでは、来世において霊魂の宿るべき肉体が必要との考えから、遺体をミイラにして埋葬しました。イスラム世界では、「〝最後の審判〟に際してすべての死者が裁きを受けるために蘇る」との教えのもと、遺体は土葬に付されました。キリスト教にも〝最後の審判〟の教えがあり、土葬が一般的です。イスラム教ほど遺体へのこだわりはありませんが、医学の進歩のために遺体を解剖するなど、容易に浮かばない発想でした。

記録に残るかぎりでは、ヘレニズム時代のアレクサンドリアでヘロフィロス（前３３０頃～前２６０年頃）とエラシストラトス（前３１５頃～前２４０年頃）が行なったのが、人体を解剖した最初の例で、それから長い空白期間があります。ガレノスは猿を何度も解剖し、サレルノ医学校では定期的にブタの解剖を実施しましたが、人体の解剖例はありません。たとえ遺体であっても、人の身体を切り刻むのは大きなタブーだったようです。

　また、キリスト教全盛の世の中では、真理は聖書のなかにのみ存在するというのが正統な考え方でした。それ以外の対象を通して真理や事実を探求するのは、これまたタブーであり、そんなことを口にすれば、異端として糾弾されかねなかったのです。最悪の場合は火刑に処されました。

　しかし、聖書をいくら読み込んだところで、人体についての知識を深めることなどできません。折しも、教皇の権力と権威が13世紀を頂点に衰退を始めたことも追い風となり、だんだんとタブーの範囲が狭まります。

　ヒポクラテスやガレノスの功績はたしかに偉大でしたが、彼らの著作とその注釈書だけに頼っていたのでは、医学の進歩にはおのずと限界があります。病気についての理解を深めるには、人体の仕組みをしっかり把握する必要があり、そのためにはやはり人体解剖を避けて通るわけにはいきませんでした。

ダ・ヴィンチやミケランジェロも見学

当初はこっそり行なわれたため、誰が先陣を切ったのかはわかりません。しかし、ボローニャ大学のタッデオ・アルデロッティ（1223〜1295年）の文書には、人体解剖に立ち会ったことをにおわせる文言が見られます。

そして、アルデロッティの弟子モンディーノ・デ・ルッツィ（1275〜1326年）になると、もはや隠すこともなく人体を解剖して、1316年には『解剖学』を著しています。この頃からイタリアと南フランスを中心に、ヨーロッパの大学医学部では医学教育の一環として人体解剖が行なわれるようになります。

とはいえ、教会との全面衝突を避けるためか、14〜15世紀中の人体解剖はまだ控えめで、大々的な前宣伝をすることもなく、見学を許される人もかぎられました。

人体の構造を詳しく知りたがっていたのは、医師だけではありません。ルネサンスの芸術家たちも人体をリアルに描く必要から、人体解剖の見学を求めました。

代表的なのはレオナルド・ダ・ヴィンチ（1452〜1519年）やミケランジェロ（1475〜1564年）です。2人はそれぞれツテを頼り、人体解剖に立ち会う機会を得て、目にしたことや記録したことを、その後の創作にいかしました。ミケランジェロのダビデ像やシスティーナ礼拝堂の天井画などがその代表例で、人体解剖の経験なくして、これらの傑作は生まれなかったはずです。ダ・ヴィンチも、解剖図の手稿を数多く書き残しています。

人体解剖に立ち会った場所は、ダ・ヴィンチがミラノとフィレンツェの、ミケランジェロはフィレンツェとローマの、いずれも教会が運営する医療施設です。

ここに、イタリア・ルネサンス発祥地であるフィレンツェの名が出てくるのは、偶然ではありません。イタリア経済の中心が、海上交易で富を築いたヴェネツィアやジェノヴァから産業都市へと移り始めたのです。そのなかでも群を抜いていたのが、フィレンツェでした。

フィレンツェの成長を支えたのは、毛織物業と金融業です。とくに、メディチ家の財力は抜きん出ており、代々、芸術家のパトロンを務めたことでも有名です。

成長を続ける都市では、進取の気概も強いものですから、フィレンツェでヨーロッパのどこの大学町より盛んに人体解剖が実施されたのもうなずけます。

ルネサンスがイタリア、それもフィレンツェに始まったのも同じ理由からで、フィレンツェからヴェネツィアやローマに飛び火した改革の機運が、さらに西ヨーロッパ全域に拡大します。

イタリア半島自体は1つに統一されることなく、教皇領やナポリ王国に加え、いくつもの公国や都市国家に分立する状況にありました。それでも、芸術の分野にかぎれば、いまだヨーロッパで最先端を走る立場にあったのです。

経済もトップ、と言いたいところですが、スペインとポルトガルにより新航路が開拓されたことに加え、ヨーロッパ内における海上交易の主役が地中海都市からオランダへ移行しつつあった状況では、フィレンツェがどれほど孤軍奮闘を重ねたところで、大勢を変えることはできませんでした。

致命傷となったのは、造船に必須な木材の枯渇です。地中海沿岸から森林が姿を消し、どこもかしこも禿げ山と化していたため、新しい船を造りたくも造れるはずはありませんでした。それまで植林という発想がなく、乱伐を重ねてきたツケがまわってきたのです。

教会の権威が低下し、絶対君主制の時代へ

西ヨーロッパ全体の状況を整理すると、教皇と教会の権威はインノケンティウス3世（在位1198〜1216年）の時代を頂点に下り坂に転じ、教皇と各国君主の力関係は逆転

します。

英仏では、英仏百年戦争と黒死病の大流行が諸侯の力を大幅に削ぎ、国王の力を相対的に強めることとなりました。家系が断絶した諸侯の領地は王領地に編入され、自力での所領運営ができなくなった領主は所領を返上し、宮廷貴族として生き残る道を選んだのです。

さらにイギリスでは、英仏百年戦争が終結して休むまもなく起きた内戦、いわゆるバラ戦争（１４５５～１４８５年）がダメ押しとなり、地方に割拠する諸侯はほぼ消え去ります。

スペインとポルトガルの歩みは、英仏とは大きく異なります。その要因はレコンキスタ（国土回復運動）にありました。

８世紀の初頭、イベリア半島の大半はアラブ・イスラム軍の支配下に置かれました。レコンキスタとは、これに対するカトリック側の反撃をいいます。

戦時の集権体制が常態化され、レコンキスタが完結した１４９２年になっても、カスティリャとアラゴン、ポルトガルの３国ではどこも中央集権体制が維持されていました。カスティリャとアラゴンが合併してスペインとなっても同じです。諸侯が割拠する状態と国王専制では、動かせるお金の規模が大違いなので、スペインとポルトガルでは新航路の開拓という大事業に投資することが可能だったのです。

これら集権化の進んだ諸国に対し、ドイツだけは特殊な道を歩みます。ドイツ王と神聖ローマ帝国皇帝の地位はウィーンに都を置くハプスブルク家に世襲されますが、諸侯の独立性はかえって強化され、ドイツのなかで王権が直接及ぶ範囲はハプスブルク家の直轄領内にかぎられました。

しかし、ハプスブルク家はその分を他で補いました。婚姻関係を結んだ相手側で家系の途絶するところが相次ぎ、カール5世（1500〜1558年）の代には、神聖ローマ帝国皇帝、スペイン王に加え、ブルゴーニュ公、フランドル伯、ミラノ公、ナポリ王など数十の君主号を兼ねる立場にありました。フランスを東西南の三方から大きく囲む形です。

フランスがこれを脅威と感じないはずはなく、フランソワ1世（在位1515〜1547年）とカール5世は、イタリアを巡って終生のライバル関係となります。

ヨーロッパが新しい次元に入ったのは明らかでした。中世に別れを告げたのです。

医学の世界も例外ではなく、16世紀には人体解剖に対する憚りが完全に消え去り、公開での人体解剖が盛んになります。

解剖で一人三役をこなしたヴェサリウス

通常、人体解剖は3人の共同作業で進められました。書物を読み上げる解剖学者、メスで人体を切り開く執刀者、棒で臓器を指す示説者の3人です。見学者を意識しての役割分担でした。

効率もよさそうに思えますが、じつのところ、共同作業では書物の記述が合っているかどうかの確認作業に終始して、3人が3人とも浅い理解にとどまってしまいます。記述の誤りを訂正するに足る観察ができないのです。

この問題点を克服するには、本の内容をしっかり頭のなかに叩き込んでいる者が、一人三役をこなす必要がありました。それを最初に実行したのが、ブルゴーニュ出身のアンドレアス・ヴェサリウス（1514～1564年）でした。

ヴェサリウスは、北方ルネサンスの中心であったブリュッセルの生まれ。代々、ブルゴーニュ公の侍医を出した家の出身ですが、ヴェサリウスの父は嫡出子ではなく庶子だったために正規の医師にはなれず、同じく宮廷付きとはいえ、薬剤師で終わっていました。父は息子に悲願を託します。

ヴェサリウスは、父の期待に応えるため猛勉強に励み、18歳からはパリ大学で医学を学び、人体解剖の助

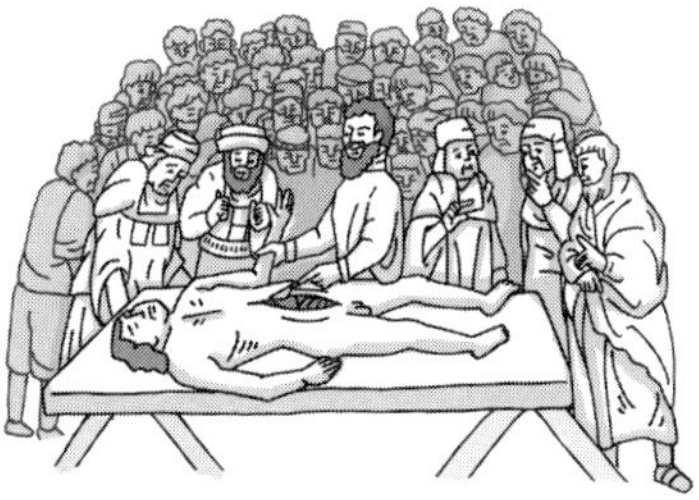

「一人三役ができる吾輩って天才!?」

手も経験します。21歳で戦争のためパリを離れ、しばらく故郷で過ごしますが、やがて北イタリアのパドヴァ大学へ入学。そこで、学識と解剖の技量を認められ、外科学と解剖学の教授となります。このパドヴァで過ごした5年間に、ヴェサリウスは自身の名を不朽のものとする偉大な業績を残したのです。それが、１５４３年にスイスのバーゼルで出版した『ファブリカ（人体の構造）』『エピトメー』の2冊です。

出版にバーゼルが選ばれたのは、そこがカトリックの守護者を自任する神聖ローマ帝国から独立した地であることに加え、当時のヨーロッパにおいてもっとも製紙業と印刷・出版業が盛んな地であったことによります。宗教的にもプロテスタントの穏健派でしたから、革新的な著作を出しやすいという意味でも最適でした。

それにしても、企画立案から出版に必要な資金の調達まですべて1人でやってのけるとは、ヴェサリウスは処世術においてもかなりの達人です。

権威ある書物より人体そのものと向き合う

ヴェサリウスの『ファブリカ』とその要略本の『エピトメー』は、さまざまな点で画期的でした。まずは、全体の構成を記しておきましょう。『ファブリカ』は、骨格、筋肉、血管、神経、腹部内臓、胸部内臓、頭部の器官の7書からなっています。一方の『エピトメー』は、骨格、筋、消化器・肝臓・門脈と静脈、心臓・肺・動脈、脳・末梢神経、生殖器の6章からなりました。

ヴェサリウスは、猿の解剖を下敷きとしたガレノスの解剖学を参照しながらも、ガレノスの間違いも丁寧に指摘していきます。共通の祖先を持つとはいえ、ホモサピエンスと他の類人猿が分岐したのは７００万年も前のこと。その後の進化過程で体内構造に変化が生じているのは、当然でした。

権威ある書物ではなく、人体解剖を通じて人体を探求する。それは、科学としての医学、近代医学の始まりを告げる姿勢でもあります。それまでの医学は理論中心で、科学的に人体と向き合うこと自体を否定していたのですから、ヴェサリウスの示したこの第一歩は革命的な大転換でありました。

精緻な解剖図を可能にした活版印刷

しかし、ヴェサリウスの著作が耳目を集めたのは、解剖学に関する詳細な記述ではなく、むしろ豊富に添えられた解剖図の賜物でした。精緻にして芸術的で迫力もあるその解剖図は、人体解剖に理解のある芸術家が協力を惜しまなかったからこその出来栄えに違いありません。筆致から、協力者はヴェネツィアで活躍していたティツィアーノ工房の画家と推測されます。

図版はすべて木版画で、ヴェネツィアで制作されたものがバーゼルに運ばれ、本文とともに活版印刷されました。

活版印刷を発明したのは、ドイツ西部の都市マインツ出身のヨハネス・グーテンベルク（１３９４頃～１４６８年頃）で、稼働の開始は１４５０年頃といわれています。それが、16世紀には普及して、本やパンフレットを容易かつ大量に制作できるようになりました。

それまでの書籍は写本にかぎられ、もし買うとなればひじょうに高価でしたので、書籍の所持自体が大変なステイタスでした。学生には手が届かず、借りた本を自分で書き写すしかなかったのです。それが、彼らにも入手可能な値段で流通するようになったのですから、近代以前で最大の情報革命と呼べるかもしれません。

１５１７年に始まるドイツ宗教改革でも、この印刷術の活用による影響がひじょうに大きく、情報伝播の速さは〝天使の飛脚〟のなせる業と表現されました。

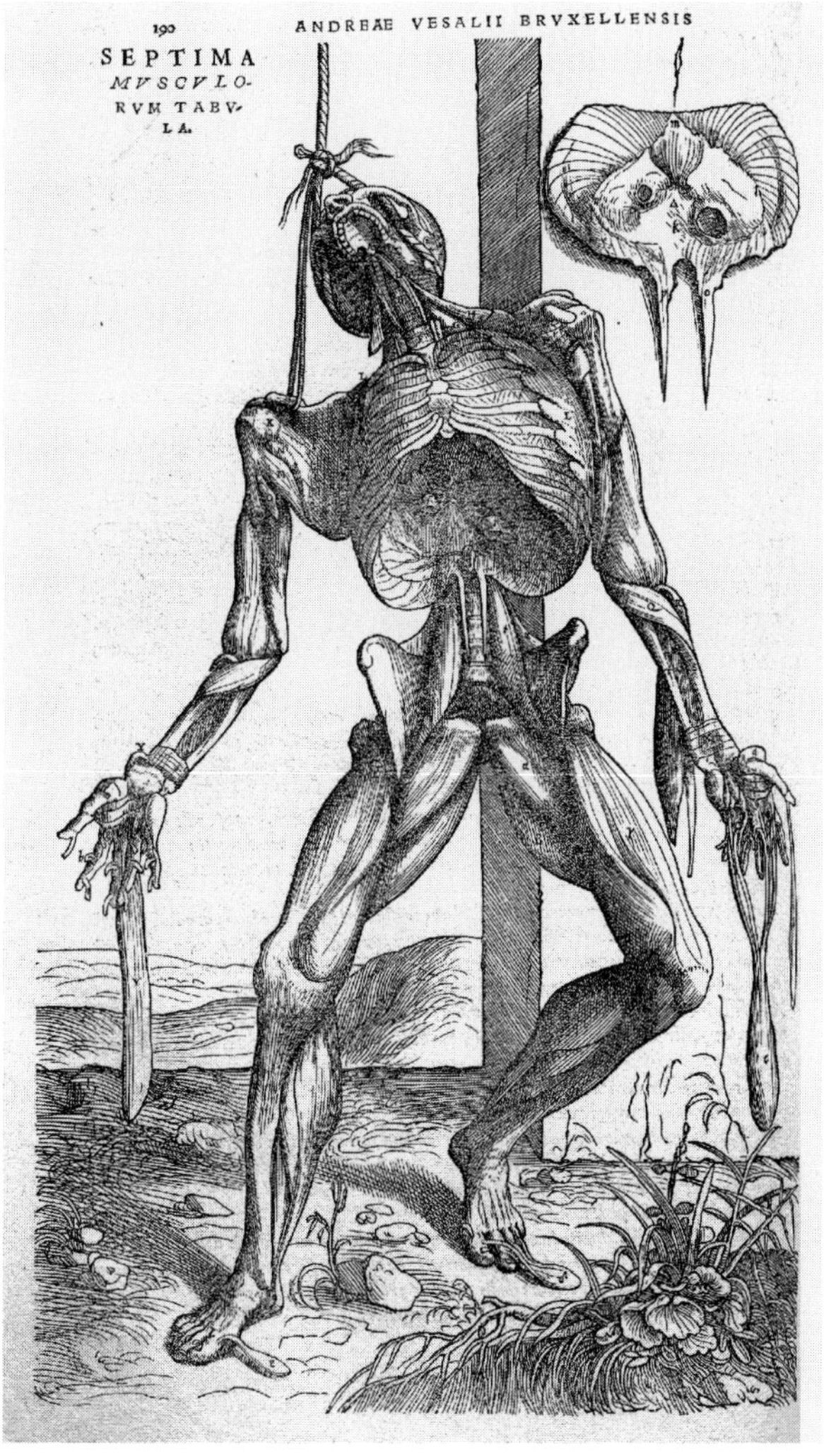
190
ANDREAE VESALII BRVXELLENSIS
SEPTIMA
MVSCVLO-
RVM TABV-
LA.

『ファブリカ』の解剖図

宗教戦争に翻弄されたヴェサリウスの生涯

宗教改革は、教皇を頂点とする組織体系から分離したプロテスタントを生み出し、ヨーロッパ各地では血で血を洗う宗教戦争が17世紀まで断続的に続きます。ヴェサリウスの生涯も、それと無縁ではいられませんでした。

ヴェサリウスが生まれたブリュッセルは、ブルゴーニュ公国の領内にありました。ブルゴーニュ公国の版図は、現在のベネルクス三国全部とフランス、ドイツの一部に及び、英仏百年戦争の形勢はブルゴーニュ公の帰《き》趨《すう》次第ではっきり変わるほどでした。

ヴェサリウスが生まれた１５１４年、ブルゴーニュ公国はハプスブルク家の所領に組み込まれていました。１４７７年に当主であるシャルル突進公が男子のないまま戦死を遂げた後、唯一の娘の婿であったマクシミリアン１世(カール5世)が所領と肩書を受け継いだからです。

カール5世はブルゴーニュのガンの生まれ。ガンは、現在のベルギー第3の都市ヘントにあたります。

パリ大学で学んでいたヴェサリウスがその地を離れたのは、フランスのフランソワ１世がオスマン帝国のスレイマン1世と同盟を結び、ドイツ・オーストリア一帯を挟撃する姿勢を見せたからです。ブルゴーニュ出身のヴェサリウスは、敵国人とみなされる恐れがありました。

ヴェサリウスは、いったんは故郷へ戻りますが、父の悲願をかなえるにはまだ実績不足であることから、ヴェネツィア共和国のパドヴァへ赴きます。ボローニャ大学に次ぎ、イタリアで2番目に古いパドヴァ大学には、医学部があったからです。

すべては父の悲願をかなえるためでしたから、『ファブリカ』と『エピトメー』の2冊によって名声を確立すると、もうパドヴァ大学にとどまる理由はなくなります。ブルゴーニュに戻った彼は願いどおり、カール5世のもとで宮廷侍医となり、それを境に学問や研究の世界から完全に離れてしまいます。

医学を、目的ではなくあくまで手段とした人間により、医学の歴史に大転換が訪れたとは、なんとも皮肉な話です。

もっともカール5世は、所領があまりに広大かつ点々と散らばっていたことから、「ドイツへ9回、スペインへ6回、イタリアへ7回、フランドルへ10回、フランスへ4回、イギリス、アフリカへ2回ずつ、合計40回に及ぶ旅をした」といいます。そのため、侍医として同行する必要のあったヴェサリウスは、たとえやりたくても学問や研究どころではなかったのかもしれません。

ガレノスを否定したハーヴィーの血液循環論

どの医師も人体解剖を経験できるようになると、ガレノス以来の生理学説にも、疑問が呈されるようになりました。人体の構造と明らかに矛盾するからです。

ガレノスの3大内臓と脈管に関する説をまとめると、次のようになります。

■肝臓で作られた栄養に富む静脈血が、静脈を通して全身に分配される
■心臓では左室で作られた生命精気に富む動脈血が、動脈を通して全身に分配される
■脳底で作られた動物精気に富む神経液が、末梢神経を通して全身に分配される

ヴェサリウスをはじめとする多くの医師が、矛盾に気がつきながらも、ガレノスの説をあからさまに否定することは控えていました。権威への憚り以上に、「では、何が正解なのだ」と問われても、明確な答えを出せなかったからと考えられます。

その難関を克服したのは、パドヴァ大学への留学経験を持つイギリスのウィリアム・

ハーヴィー（１５７８〜１６５７年）でした。彼は１６２８年に発表した『動物の心臓ならびに血液の運動に関する解剖学的研究』のなかで、ガレノスの３大内臓と脈管に関する説を完全否定し、血液循環論を唱えたのです。

ハーヴィーはこの本で、心臓から送り出された血液が動脈と静脈を通して循環することを、以下の３部に分けて論証しました。

- ■第１の部分は、心臓の働きについての論証
- ■第２の部分は、血液の循環についての論証
- ■第３の部分は、血液循環がもたらす意義についての論証

ハーヴィーのこの血液循環論は、ヨーロッパ中に大きな反響を呼びます。そして、賛否両論が飛び交ったものの、１６５０年頃までには広く受け入れられました。

ハーヴィーは一から論を立ち上げたわけではありません。パドヴァ大学で解剖学と外科学の教授を務めたジェロニモ・ファブリキウス（１５３３〜１６１９年）による静脈弁の発見を土台としていました。ファブリキウスは、ヴェサリウス以後では16世紀最大の解剖学者です。

時代はずっと下って1924年、ウィリアム・ハンビーというドイツ人が、ハーヴィーよりかなり前に血液循環論に気づいていたのではないかと思われる人物を発見しました。シリア生まれで、エジプトのマムルーク朝に〝医師たちの長〟として仕えたイブン・ナフィース（1208頃～1288年）です。彼は「第2のイブン・スィーナー」とも呼ばれた名医で、『岩波イスラーム辞典』には次のようにあります。

> 『「医学典範」の解剖学註解』において、〝血液が心臓の右心室から隔壁の小穴を通じて直接左心室へ流れる〟というガレノスの説を批判し、右心室→肺→左心室という血液の肺循環（小循環）を唱えたことは有名

仮にイブン・ナフィースが血液循環論に気づいていたとしても、それが評価されることはありませんでしたから、実際に医学の現場を動かしたのがハーヴィーである事実は動きません。

社会も医学も新しい時代に突入

時にハーヴィーは、ジェームズ1世（1566～1625年）の侍医を務めておりました。ジェームズは、イギリス・ステュアート朝初代の王です。1603年のエリザベス1世の死とともにチューダー朝が途絶えたことを受け、母方の曾祖母がヘンリー8世（エリザベスの父）の妹と、チューダー家嫡流ともっとも近い血縁者であったことから、スコットランドからロンドンに迎えられたのです。

ジェームズ1世の死後、ハーヴィーはチャールズ1世（1600～1649年）の侍医となり、そこでピューリタン革命を迎えます。王党派に加担したことから、一時は不遇を強いられますが、名誉回復がなされた後に発表した『動物の発生についての研究』により、後の世に発生学の先駆者と評されます。

ただし、その土台には『形成された胎児』『卵とヒヨコの形成』など、ファブリキウスの晩年の業績があり、師から受けた影響がいかに多大であったかをうかがわせます。

ハーヴィーの最大の業績は、仮説を立て、実験により検証するという新しい方法論を確立させたことにあるのかもしれません。人体の機能を力学によって説明しようとする機械論の先駆けです。

英仏百年戦争と黒死病で人口が激減した西欧カトリック世界では、それまでは事実上、領土に割拠していた諸侯が衰退し、相対的に国王の権力が強まります。明らかに過剰だった人口が適正な数に落ち着いたことで、一戸あたりの生活水準が向上するなど、社会全体が新しい次元に入りました。社会も医学も、何かと縛りの多かった中世から、大きく脱しつつあったのです。

2 天然痘とアメリカ先住民

征服者のもたらした疫病はどんな武器よりも強力だった

鉄や馬以上の破壊力で先住民を圧殺

西洋による大航海時代は、スペインとポルトガルが先鞭をつけました。

アメリカ大陸の〝発見者〟とされるコロンブスは、スペイン王の後援を得て、１４９２年から１５０４年までのあいだに4回の大西洋往復を果たし、西インド諸島から中米と南米のそれぞれ一部に足跡を残しました。

これをきっかけに、スペインからアメリカ大陸を目指す者が続出します。１５２１年に

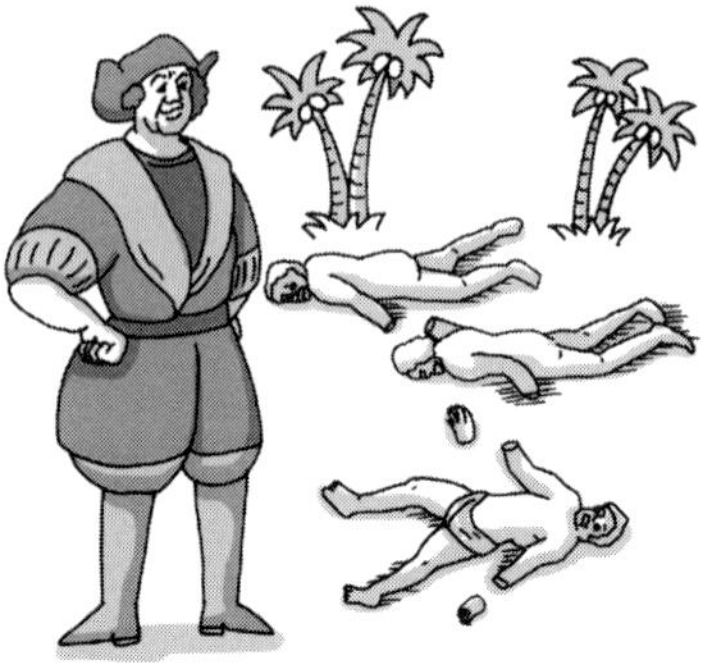

「戦う前から病気で倒れてくれて、ラッキー！」

はコルテスが中米のアステカ、１５３３年にはピサロが南米アンデスのインカを滅ぼし、彼らのような人たちは「コンキスタドール（征服者）」と呼ばれました。

　これより中南米の大半はスペイン、ブラジルはポルトガルの植民地となります。

　アステカとインカはどちらも大国で、容易に万単位の兵を集めることができました。それにもかかわらず、１０００人にも満たないコンキスタドールにあっけなく滅ぼされた理由としては、彼らにとって未知のものだった兵器の存在を挙げねばなりません。

　それが、馬や鉄、火薬などです。リャマより大きく脚力もある獣、恐ろしい切れ味の剣、矢尻も槍先も通さない頑丈な甲冑、轟音を立てながら遠くの人を殺す鉄砲など、未知なる兵器をこれだけ揃えられては、一方的な展開になるのも無理はありませんでした。

　それでも、コンキスタドールと先住民の人口には１００倍から１０００倍もの開きがありましたから、いつ大規模な反乱が起きてもおかしくはありません。ところが、コンキスタドールは意図しない兵器も持ち込んでいました。それが、天然痘やインフルエンザに代表される感染症です。これらこそが馬や鉄以上の破壊力を発揮したのです。

第1章と第2章でも触れましたが、天然痘は空気感染する病気で、治療法はありません。死亡率がひじょうに高く、発症後のパターンははっきりしていますが、誰がいつ発症するかは皆目わからない点が厄介でした。

アメリカ大陸は長らく他の大陸から隔離状態にありましたから、交流が始まれば、なんらかの感染症がもたらされ、猛威を振るうのは確実でした。もちろん、当時の科学力ではそこまでわかりませんから、コンキスタドールたちも意図的に持ち込んだわけではありません。

コンキスタドールとの戦闘による死者よりもはるかに多くの先住民が、未知なる感染症に倒れ、命を奪われていきました。西インド諸島のなかには島民が全滅した島もあり、中南米の大陸部でも総人口の9割近くが失われたと推測されます。

北米大陸も事情はいっしょです。植民活動で先陣を切ったのはスペインで、少し遅れてフランス、オランダ、イギリスも参入しました。北米大陸への入植といえば、イギリスによるものばかり強調されがちですが、大西洋を横断できる船を持つ国は、のきなみ参入していたのです。

1620年には、メイフラワー号で大西洋を渡ったピルグリム・ファーザーズ（ピューリタン一行）と呼ばれる一団がマサチューセッツのプリマスに上陸します。後で判明したことですが、このマサチューセッツを含むニューイングランド海岸地方は、その3年前に猛威を振るった伝染病で住民が全滅していました。農耕地として基礎のできていた土地を一滴の血も流すことなく入手できたため、入植者たちは「神が伝染病を遣わして、われらの行く手を清掃し給うた」と、感謝の祈りを捧げたといいます。

時期的に見て、その伝染病はスペイン人がもたらしたもので間違いないでしょう。ただし、天然痘だったかどうかまでは判断できません。

同じくヨーロッパ人によるもので、18世紀のオーストラリアにもたらされた伝染病は、明らかに天然痘でした。免疫を持たない先住民は次々に倒れ、わずかなうちに人口は半減します。新たな土地に上陸したときこそ最大の被害をもたらす点は、回復した者の顔にあばたを残すことと並んで、天然痘の大きな特徴なのです。

18世紀後半より人痘法が普及

天然痘の治療法はいまだ存在しませんが、予防法は確立されています。

天然痘は一度感染して回復したら二度と感染しないことが、近世末のヨーロッパ人にも経験からわかっていましたので、人為的に感染させる人痘法と呼ばれる方法が一部で行なわれていました。

人痘法は、中国南部に始まるといわれ、18世紀初頭にはオスマン帝国に伝えられていました。感染者のかさぶたをすりつぶして水に溶かして皮膚に刺す、粉にしたかさぶたを鼻腔に吹き込む、膿の液をつけて皮膚をひっかく、皮膚に刺すといった原始的な方法で感染させます。

１７１７年にコンスタンティノープル滞在中のイギリス外交官の妻モンタギュ夫人が、自分の息子に人痘接種を受けさせて、よい結果を得ました。１７２１年には、ロンドンで同じ試みをして、やはりよい結果を得ています。

これにより18世紀後半の西ヨーロッパでは、人痘接種が広く普及します。しかし、接種後、症状が重くなって死に至るケースもあれば、流行の原因ともなりかねないなど、まだまだ不安が残りました。

それを解決したのが、イギリスのエドワード・ジェンナー（１７４９～１８２３年）です。牧場で搾乳をする婦人が天然痘に感染しない事実をヒントに、牛痘でも同じ効果が得られるのではと考えたのです。実際に、牛痘に感染した女性のおできの膿を子どもに接種させたところ、発症することはありませんでした。

ジェンナーは、この実験と研究の成果をまとめて、1798年に『牛痘の原因および作用に関する研究』と題して発表しました。これが広く評判を集め、人痘法よりはるかに安全で確実な天然痘の予防接種が世界に広まります。

ジェンナーの牛痘法は、日本へも幕末にもたらされました。

それまでの日本では、天然痘を疱瘡神《いもがみ》という悪神の仕業とする見方がいまだ一般的でした。民間では、米の研ぎ汁と酒を混ぜ合わせて沸かしたもので患者を沐浴させるのが、せいぜいの治療法でした。また、赤色が予防に効果的として、看病人の衣服から暖簾、玩具に至るまで、すべて赤色で統一する習慣などもありました。

余談になりますが、疱瘡神の姿については諸説あったようです。

幕末から明治中頃にかけて活躍した浮世絵師、月岡芳年《よしとし》の作品『新形三十六怪撰《しんけいさんじゅうろくかいせん》』のなかに「為朝《ためとも》の武威疱鬼神を退く図」という絵があり、そこでは普通の人間とさして変わらない姿に描かれています。

ここにある「為朝」とは、鎌倉幕府を開いた源頼朝の叔父にあたる人物で、強弓を引くことで知られていました。19世紀初頭に著された曲亭馬琴《きょくていばきん》の読本（伝奇小説）『椿説弓張月《ちんせつゆみはりづき》』には、為朝が八丈島から疱瘡神を追い払った話がのせられており、芳年の絵はその場面を念頭に描かれたと考えられます。

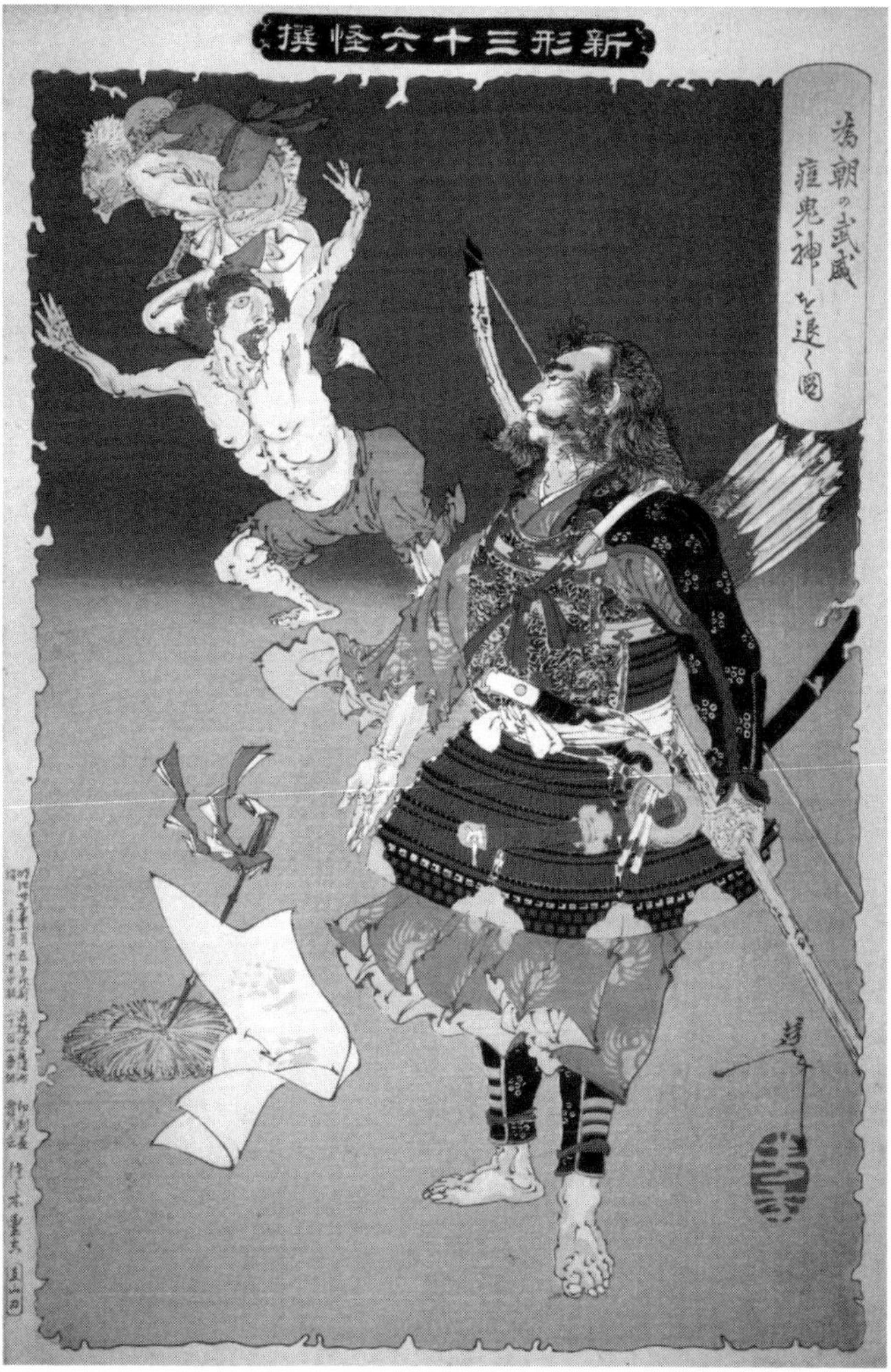

為朝の武威痘鬼神を退く図
［国立国会図書館「NDLイメージバンク」（https://rnavi.ndl.go.jp/imagebank/）］

ヨーロッパ人を悩ませた壊血病

大航海時代はアメリカの先住民社会に深刻な影響を与えましたが、程度の差こそあれ、ヨーロッパ側も無傷ではいられませんでした。

コロンブスの第1回航海では、大西洋を横断するのに72日を要しました。この間の補給はゼロですから、スペインのパロス港で積み込んだ生鮮食品はもう尽きていたか、残っていても腐っていて食べられなかったはずです。

その後に続く、ヴァスコ・ダ・ガマやマゼランの航海も、事情はいっしょだったはずです。生鮮野菜の摂取が不足すれば、ビタミンC（アスコルビン酸）の欠乏から壊血病になることが、現在ではわかっています。しかし、15〜17世紀には何もわかっていなかったので、いろいろと対策を試すしかありませんでした。

ビタミンCが欠乏すると、コラーゲンの生合成に障害が生じ、微小血管の損傷で出血が多発。外傷の治癒が阻害され、衰弱、死亡へと至ります。歯茎から出た血が止まらない状態は、明らかに危険信号です。

人類史上、初の世界周航を果たしたマゼラン一行は、出港時には２７０人くらいいたのに、生還者はわずか18人。指揮官のマゼランのように戦死した者や規律違反で処刑された者、無人島に置き去りにされた者もいますが、それ以外の死因の多くが壊血病と考えられます。

壊血病は、長い航海以外では、劣悪な環境での囚人生活でも送らないかぎり、お目にかかれない病気ですから、過去の文献をどんなに見返したところで、治療法が見つかるはずもありませんでした。治療法につながるヒントでさえも。

文献ではなく、生身の人体を観察することでしか手がかりが探れない状況です。医学の心得があるかどうかに関係なく、長い航海に挑む人々すべてが被験者兼観察者となるしかなかったわけです。そして、経験を重ねるうち、レモン果汁で防げるのではと考えられるようになりました。

臨床実験を重ねたあげく、柑橘系の果実とサイダーに壊血病の予防効果があると、イギリス海軍の軍医ジェームズ・リンドにより証明されたのは、１７５３年のことでした。ただし、壊血病のメカニズムの全容が明らかになるのは、もっと後のことです。ビタミンの欠乏に起因する病気は壊血病の他にもあります。日本で多かった脚気《かっけ》は、ビタミンB_1（チアミン）の欠乏によるものです。白米ではなく、玄米や麦なら防げるとわかったのは、20世紀になってからでした。

脚気は、奈良・平安時代には上流階級にかぎられた病気でしたが、江戸時代には江戸の庶民のあいだでも多発したことから、「江戸わずらい」と呼ばれました。参勤交代のために江戸詰めとなった地方の武士が発症しても、江戸を離れた途端に嘘のように治ることから、江戸の空気か水に問題があるのではと疑われました。まさか日常的に白米を口にできるという、地方の農民たちからすれば、羨ましくて仕方がない環境そのものに原因があるとは、まったく想像の外でした。

3

梅毒とイタリア戦争

傭兵が故郷に持ち帰った ありがたくないお土産

敵国の国名で呼ばれた不名誉な病

先にも触れましたが、ハプスブルク家とフランスはイタリアでの覇権争いを巡り、半世紀以上断続的に戦争を続けました。これをイタリア戦争（１４９４〜１５５９年）といいます。

ハプスブルク家側の軍勢にはスペイン人もいれば、ドイツ人もいて、当時の倣《なら》いとして、半数以上は傭兵からなっていました。

前線では遊女を呼び、停戦となれば故郷へ帰る。それと時期を同じくして蔓延したのが性感染症の梅毒でした。

当初はハンセン病と区別がつかなかったようですが、イタリアの医師ジローラモ・フラカストロ（1478〜1553年）が、1530年に著した医学詩『シフィルスあるいはフランス病』のなかで梅毒の特徴を記し、由来をアメリカ大陸に求めて以降、ハンセン病とはっきり区別されるようになります。

タイトルに登場するシフィルスとは、ギリシャ神話に登場する男の子の名です。少年の母が子だくさんであることを自慢して、最高神ゼウスとのあいだにアポロンとアルテミスの一男一女しかもうけていない女神レトより自分のほうが優れていると口にしたせいで、男子のシフィルスはアポロンに射殺されたとも、全身に「汚いただれ」ができたとも伝えられます。

フラカストロはハンセン病と区別するため、梅毒にこのシフィルスの名を与えました。しかし、イギリスとドイツでは「フランス病」、フランスでは「イタリア病」または「ナポリ病」、イタリアとオランダでは「スペイン病」、ポルトガルでは「カスティリャ病」、ポーランドでは「ドイツ病」、ロシアでは「ポーランド病」、トルコでは「クリスチャン病」、イランでは「トルコ病」と、じつにさまざまな呼び方をされていました。感染経路を暗示している場合もあれば、単に嫌いな国の名をつけただけの場合もあります。

その感染スピードは驚くほど速く、日本にも16世紀後半には伝播していました。

ヨーロッパで大流行をするなか、梅毒がイタリア戦争に参加した兵士らにより拡散されたこと、そのルーツがアメリカ大陸にあり、スペイン人が持ち帰ったこと、以上2点がなんとなく共通認識とされていました。

しかし、ヨーロッパに潜伏していたものが、たまたまこの頃に流行を始めたとする説もあり、アメリカ起源説は絶対のものではありません。

致死率が低いため、美男・美女の勲章とする風潮も

長年の経験から、性行為により感染することはわかっていました。慢性化して死亡するリスクの高い病気ではありましたが、潜伏期間が長いことから、ヨーロッパでは天然痘ほどには恐れられなくなっていきます。

治療薬としては、主にグアヤク樹脂が用いられました。西インド諸島および中米原産の癒瘡木《ゆそうぼく》から採れる樹液です。梅毒がアメリカ大陸に由来するなら、治療に役立つ薬草も必ずアメリカ大陸にあるはず。このような発想から、アメリカ先住民が薬用として服してい

たグアヤク樹脂に着目したのでしょう。ところが結局、グアヤク樹脂に期待された効果はありませんでした。

アラビア医学で皮膚病の薬として使われていた、水銀を主成分とする軟膏が用いられたこともありましたが、同じくダメでした。梅毒の脅威から解放されるのは、病原菌が特定されるまで待たねばなりません。

世界史上でも、ボルジア家出身の教皇アレクサンドル６世やロシアのイヴァン４世、フランスのシャルル８世、イギリスのヘンリー８世、作曲家のシューベルト、シューマン、スメタナ、日本でも黒田官兵衛や加藤清正など、梅毒への感染が疑われる著名人はたくさんいます。しかし、梅毒の病原菌が特定されたのは、20世紀初頭なので、それ以前の物故者については、あくまで推測の域です。

梅毒と共存しなければならない時代が約４００年間続いたわけです。しかし、感染と目に見える症状を不名誉や恥とする見方がある一方、ルネサンス期のイタリアやフランスにはそれを〝美男・美女の勲章〟とする価値観もありました。また、日本の江戸時代前期にも〝遊び人の誉れ〟とする風潮がありました。このような余裕ある姿勢は、他の感染症に比べて致死率が低かったからこそ生じたのでしょう。

売春に国家が介入する口実

また、19世紀後半のイギリスでは、梅毒が議会を二分する大論争へと発展したことがあります。争点は、国家による売買春の管理を是とするか否かという点にありました。

事の発端は１８６４年に成立した伝染病法にあります。伝染病といいながら、対象は性病、それも梅毒に絞られた法でした。

軍人への感染予防を第１とする観点から、売春婦を登録制とし、軍が管理する制度のもとでの定期検診を義務づけたのです。ところが、対象地域の段階的な拡大に伴い、女性だけで構成される全英婦人協会をはじめとするさまざまな団体から、廃止を求める声が高まります。

廃止要求の理由は団体によりまちまちですが、全英婦人協会は、「法案が深夜遅くに持ち出され、速やかに、議論なく、こそこそと可決されたこと」「１６７９年に制定された人身保護法に反すること」「売春をより手軽にしたこと」など8項目を挙げています。

しかし、当事者である売春婦たちからすれば、公認病院での最長勾留期間が9カ月と長く、公認病院から退院した場合に発行される証明書や罹患していないという証明書が当事者の女性には送付されず、警察の管理下に置かれたことが何よりの不満でした。

また、個人の自由を尊重する気風の強いイギリスでは、売買春に国家が介入することへの抵抗が、当事者である売春婦以外からも大きかったのです。

結局、客も未登録の売春婦も検診の対象外であるなど、伝染病法には問題がありすぎて、効果も上がらなかったため、１８８６年に廃止となります。

イタリア戦争をきっかけにヨーロッパ中に広がった梅毒は、時代を下ってからも、売春への国家介入の隠れ蓑に使われるという予期せぬ波紋を呼んだのでした。

銃創治療に革命を起こしたパレ

話をイタリア戦争に戻します。この戦争には、梅毒関連以外にも、医学史上、無視できない一面があります。

ヨーロッパに火薬が伝えられたのは14世紀のことで、イタリア戦争では鉄砲も使用されていました。当然ながら、大砲や鉄砲による負傷＝銃創が激増したわけですが、当初施された治療は、焼きゴテや熱した油で傷を焼灼するという乱暴なもので、傷口をさらに悪化させ、痛みと苦しみを増やすだけでした。

代案がないのであれば、それを踏襲するしかありませんが、イタリア戦争に従軍したフランス軍医師のなかで、画期的な代案を提示する者が現れました。身分の低い床屋兼外科医ながら、王の侍医にまで上り詰めたアンブロワーズ・パレ（１５１０～１５９０年）がその人物です。

同じく刃物を扱うからという理由で、床屋が産婆や外科医を兼ねることは、ヨーロッパにかぎらず、アジア・アフリカでも広く見られたことでした。彼らは大学の医学部で正規の教育を受けた医師と比べ、格下扱いをされていましたが、経験数で大きく勝るだけに、侮れない名医も少なくなかったのです。

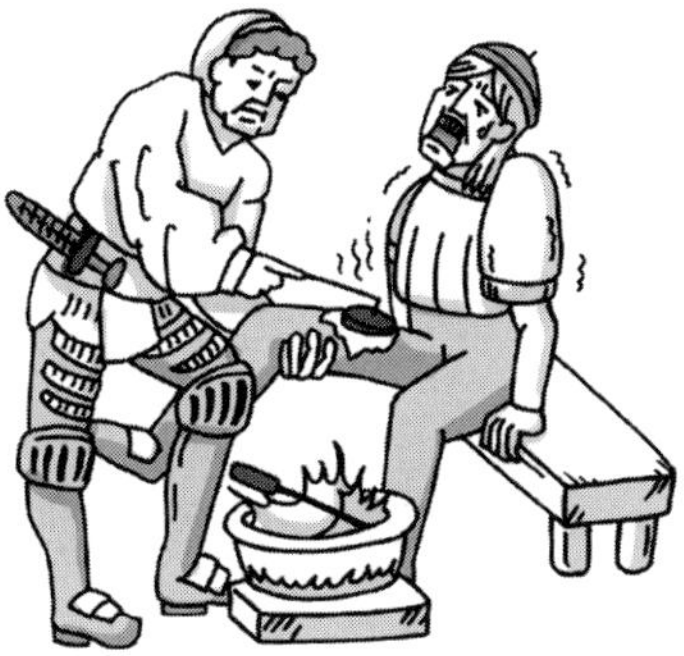

「あちちー！　“焼き”入れて治るの？」

パレはその代表格で、銃創に対しては軟膏や油による温和な治療を行ない、四肢離断術の際などには、焼灼ではなく血管の結紮《けっさつ》（糸で縛ること）による止血法を考案して、その成果を見せつけました。

パレのアイデアがいかに有効であったかは、手当てをしてもらった兵士たちが誰よりも実感したはずです。パレの評判はたちまち広がり、彼はその手法を宣伝すべく、『火縄銃その他の火器による創傷の治療法』

『頭部の外傷と骨折の治療法』など多数の著作を著しました。のちには外科医の地位上の礎を築いたとして、〝外科医の父〟と称えられます。

ただし、外科医の本領が真に発揮されるのは、19世紀に麻酔と消毒ができるようになってからです。この2つなくしては内臓領域の手術ができなかったため、これらの発明以前は外傷の手当てや骨折、脱臼などの治療にとどまりました。

もっとも18世紀にはそれでも手術が必要というので、患者をげんこつで殴り、気絶させた例も見られます。殴りすぎてもっとひどい大けがを負わせてしまうことはなかったのか、心配になりますね。

4

植物薬と東インド会社

病も治療薬も新航路にのって

アジア航路開拓を機にオランダが躍進

中南米の大半を征服したスペインは、さらに太平洋にも進出して、1565年からはフィリピンの植民地化に着手します。大英帝国よりもひと足早く、〝太陽の没することのない王国〟を築いていたわけです。

カール5世は、あまりに広大な所領を2つに分け、弟のフェルディナント1世（1503〜1564年）にはオーストリアとチェコ、ハンガリーを、息子のフェリペ2世（1527

～１５９８年）にはスペインとシチリア、ナポリ、ミラノ、ネーデルラントを相続させていました。スペイン・ハプスブルク家の相続分だけでも、とんでもない広さだったのです。

ネーデルラントとは、現在のベルギー、オランダ、ルクセンブルクにあたります。そこは、フランスをあいだに挟むスペインの飛び領でした。

宗教改革を経て、ネーデルラント北部はプロテスタントのカルヴァン派に染まりましたが、南部はカトリックのままでした。カルヴァン派とは、プロテスタントではありますが、ドイツのルターではなく、フランス出身ながらスイスのジュネーブで活躍したジャン・カルヴァンに由来する宗派で、改革派とも呼ばれます。

スペインのフェリペ２世は、ネーデルラントに対して圧政を敷き、カルヴァン派の貴族だけでなく、カトリックの貴族をも区別なく粛清しました。これによりかえって、ネーデルラントは宗派の違いを超えた連帯を強め、スペインの統治に対する本格的な抵抗を開始します。それが歴史上、八十年戦争（１５６８～１６４８年）と呼ばれる長い戦争です。

紛らわしさを避けるため、ここからはネーデルラントではなく、オランダと呼ぶことにします。

スペインと交戦状態に入ったことで、オランダ船はスペイン領の港を使用できなくなり、香辛料をはじめとする東方の物産が入手できなくなりました。それでは困ると、オランダは独自のアジア航路開拓を始め、ポルトガルが占拠していた地を横取りする形で拠点を確保。多くの香辛料の原産地と目されたマルク諸島（モルッカ諸島）やインドネシアの島々を支配下に収めます。

気づいてみれば、オランダの経済力はスペインを上回り、アムステルダムはヨーロッパ金融の中心へと成長を遂げていました。ヨーロッパ近海の制海権もオランダが握っていましたから、世界最初の覇権国家が誕生したわけです。アジア海域において、先兵の役割を果たしたのが、オランダ東インド会社でした。中小の商社が競い合っていてはスペインやイギリスに対抗できないというので、国家の主導で統合されたのです。

リンネの研究も支えたライデン大学

強国へと躍進したオランダには、人材も資金も集まってきます。印刷技術の普及により、学問のレベルも大きく底上げされ、１５５４年にはベルギー出身のレンベルト・ドドエンス（１５１７〜１５８５年）がオランダ語で『薬草書』を、１５８３年には植物学の集大成となる『薬草誌』をラテン語で著します。

同時期のオランダ医学の躍進にも目覚ましいものがありました。その中心となったのが、１５７５年創設のライデン大学です。

八十年戦争の最中、アムステルダムの南西約40キロに位置する都市ライデンは、スペイン軍の長期にわたる包囲攻撃にさらされながらも、援軍が来るまで持ちこたえました。その頑張りを、オランダの実質上の君主であったウィレムから称えられ、許可が下りたことから、オランダ初の総合大学を設立したのです。

16世紀には実地を重視する立場から、医学部を備える総合大学には薬草園がつきものとなり、薬草園の管理者は医学部に籍を置くのが一般的でした。薬草のもとになる植物に日常的に馴染んでおくのがよいという考えからです。ライデン大学では１５９０年に植物園が設置されましたが、ほどなく植物学教授のカロルス・クルシウス（１５２６～１６０４年）によって薬草園に変えられました。

ライデンのものはそれを引き継いだ植物園が現存することもあって、知名度ではずば抜けていますが、内容の充実度を当時の他の薬草園と比較するのは、今に伝わる情報量のばらつきが大きすぎてなかなか困難です。記録を見るかぎり、立派な施設であったとしか言うことができません。

その富と海軍力を駆使して、世界中の植物を集めたのかと思いきや、じつはその痕跡はありません。18世紀初頭に薬草園を管理していたヘルマン・ブールハーフェ（１６６８～

１７３８年）による植物学関連の著書でも、取り扱われているのはヨーロッパ原産の植物が中心でした。

薬草書といえば、古代ローマのディオスコリデスの『薬物誌』（P47）が長らく権威ある書として揺るがぬ存在にあり、アヴィセンナの『医学典範』（P76）がそれに次ぎました。同書の第2巻では単純医薬、第5巻では複合医薬が扱われていました。

けれども、それらで扱われている薬草は地中海沿岸地域のものなので、アルプス以北ヨーロッパでは、ほとんど役に立ちませんでした。そのため16世紀以降、アルプス以北では新たな図入りの薬草書が次々に出版されます。

ドイツでは、オットー・ブルンフェルス（１４８８～１５３４年）の『薬草写生図譜』、ヒエロニムス・ボック（１４９８～１５５４年）の『新薬草書』、レオンハルト・フックス（１５０１～１５６６年）の『薬草誌』が抜きん出た存在とみなされており、ドドエンス（P１５５）の業績も彼らに比肩します。

スウェーデンの博物学者カール・フォン・リンネ（１７０７～１７７８年）も、ライデン大学で学んでいた

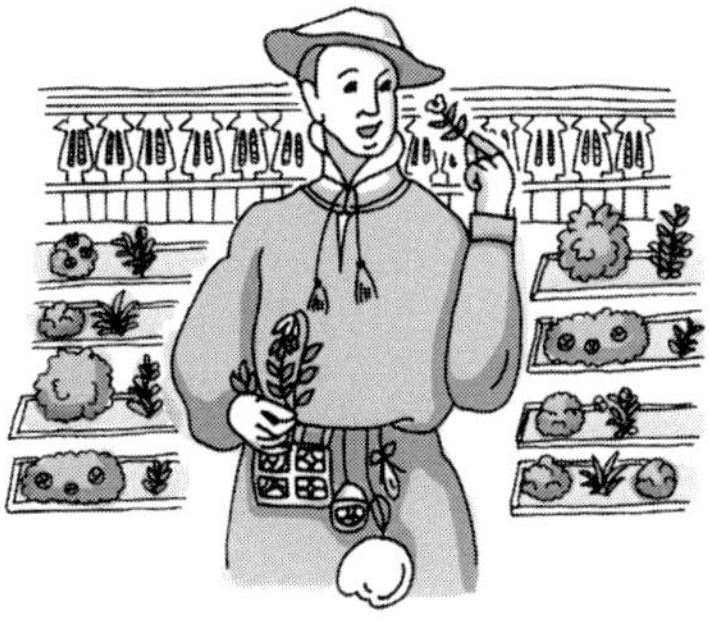

「この発見を『自然の体系』として発表するぞ」

時期があり、その最中の１７３５年に『自然の体系』という小冊子を出版しました。わずか14ページながら、その内容は大変評判を呼びます。この功績は、ライデン大学の薬草園なくしては、ありえなかったのではないでしょうか。彼は、動物、植物、鉱物に関する分類体系に加え、動植物を属名と種名の２つの名称で固定する二命名法を確立させるなど、若くして大仕事を成し遂げています。

ハーブなどの植物薬が頼みの綱

16～18世紀のヨーロッパで植物薬によく利用された薬草としては、胡椒などのスパイスや、ミントやケシ、ジギタリス（キツネノテブクロ）などのハーブが挙げられます。

胡椒は、料理の味をよくするだけでなく、漢方では「温裏薬《おんりやく》」に分類されます。温裏薬とは身体内部の臓腑《ぞうふ》を温め、機能を高める生薬のことで、食欲不振や嘔吐、下痢、便秘、腹痛など、冷えによる消化機能の低下全般に効果があるといわれています。

ヨーロッパでも、リラックス効果や消化促進、血行促進に効果があるとされ、味付けや肉の保存にとどまらず、広範囲に利用されていました。

しかし、胡椒に代表されるスパイスに庶民の手が届くようになったのは、大航海時代に入ってからのことで、それまではミントなどのハーブが頼みの綱でした。

　ハーブは、その名がラテン語で「草木」を意味する言葉に由来するだけあって、ヨーロッパのどこでも古くから身近な存在でした。薬草として愛用されましたが、効用は種類によってまちまち。体調が悪いときは、とりあえずハーブ湯を飲む。それが民間療法の基本でもありました。

　ミントには、殺菌、抗炎症、解熱作用があるため、料理にも使われれば、現在もミントティーという形で広く服用もされています。

　ケシは、アヘンやモルヒネの原料で、ヨーロッパでも古くから鎮痛薬として利用されていましたが、一時期記録から姿を消します。アジアとの交通が再開してから再発見され、17世紀にはイギリスのトマス・シデナム（１６２４～１６８９年）の開発により、ケシは医学的に裏付けのある鎮痛薬として広く用いられるようになります。

　ジギタリスは、ヨーロッパ南部原産の多年草で、民間療法薬として古くから広く利用されていました。さらに、１７８５年にはイギリスのウィリアム・ウィザリング（１７４１～１７９９年）により、そこからの抽出物が水腫の治療薬として有効なことが突き止められます。これがのちの心臓強壮薬ジギタリスの開発へとつながります。

　これらの植物薬や薬草に関する本は、基本的にラテン語で出版されていましたが、17世紀以降は、ラテン語以外の言語版が多くなります。大学で学ぶ人以外にも、その知識を必要とする人、興味を持つ人が増えてきた証拠と見ていいでしょう。

出版状況は国によって差があり、フランスとドイツではラテン語版がある程度出版されていたのに対し、スペインではひじょうに少なく、イギリスでは皆無でした。もっともその国でラテン語版を出版していなくても、他国から輸入されていたのかもしれません。

マラリアは感染源も薬も商船経由

前節で、イタリア戦争が梅毒蔓延のきっかけとなったことを述べましたが、イタリアにとっては不名誉なことに、熱病のマラリアも、その名称は「悪い空気」を意味するイタリア語に由来しています。

マラリアは、マラリア原虫によって起こる熱病で、ハマダラカという蚊によって人から人に伝染します。

前4世紀まではギリシャの地方病と考えられ、ヒポクラテスにも間欠性の熱病として認識されていました。

ローマ時代に地中海周辺地域へ広がり、西ローマ帝国の滅亡後は、しばらく記録に現れなくなりますが、大航海時代開始以降に復活して、17～18世紀にはアルプス以北のヨーロッパでも発生するようになります。マラリアと命名されたのもこの頃です。

19世紀のヨーロッパにおいて、マラリアがもっとも蔓延したのはオランダのポルダーでした。ポルダーとは低湿地を堤防で囲み、内部を排水して造成した干拓地の総称。インドネシアから寄港した船に紛れ込んでいた蚊が同地で繁殖したと考えられます。

熱い地域にかぎられると思い込まれていた病気がアルプス以北で発生したのですから、医療関係者は慌てたはずです。

けれども、この病にピンポイントで効果のある薬草を見つけられるはずもありませんから、熱病に効くといわれるものを手あたり次第に試していくほかありませんでした。

その結果、キナが有効であるとわかります。キナは、南米アンデス山脈に自生する樹木で、現地では樹皮を煎じて熱病の治療に利用され、ヨーロッパへは17世紀半ばにもたらされました。

熱病全般ではなく、マラリアに特化した治療薬を製造するには、有効成分を抽出する必要がありました。抽出の試みが18世紀末から本格化し、その甲斐あって１８２０年にフランスのピエール＝ジョセフ・ペレティエ（１７８８～１８４２年）とジョゼフ・ビヤンネメ・カヴェントゥ（１７９５～１８７７年）によって実現します。それがキニーネです。

1898年、イギリスのロナルド・ロス（1857〜1932年）によってマラリア原虫が発見されました。これにより、キニーネにはマラリア原虫を殺し、さらにその生殖サイクルを阻害する作用があることもわかりました。

その後、キニーネに耐性を持つ原虫が出現すると、キニーネの構造をもとにしたクロロキンやプリマキンなどの抗マラリア薬も開発されています。しかし近い将来、既存の抗マラリア薬耐性を持つ原虫が出現しないともかぎらないので、油断は禁物です。

WHOの報告書によれば、2017年時点でもマラリアの感染件数は年間約2億1900件、死亡者数は約43万人以上と推計されています。

マラリアには、熱帯熱マラリア、三日熱マラリア、四日熱マラリア、卵形マラリア、サルマラリアの5種類があります。このうち熱帯熱マラリアだけは、発症から24時間以内に治療しないと重症化します。現在では治療薬が存在するといっても、いつどこでも入手可能なわけではありませんから、いまだに手遅れになることもあるのです。

19世紀のヨーロッパで大流行したマラリアは、商船に紛れ込んでいた蚊を媒介にして広まりました。マラリアを治す薬も同じく海外から船で運ばれてきました。交通の発達によるマイナス面とプラス面の両方を明確にした出来事でした。

コラム

西洋の伝統医学

人間と向き合う科学的な姿勢が生まれ、新教材も続々誕生

中世から近世にかけて時代は大きく動きましたが、医学で救える命はほとんど増えませんでした。画期的な変化が現れて近代医学になるのは19世紀からで、それまでは努力が大きな実を結ばないまま、伝統医学の時代が長く続きました。

とはいえ、何も変化がなかったわけでもありません。

西洋の伝統医学が、従来の医学理論と医学実地の2本柱から、解剖学と植物学を加えた4本柱へと変わったのは16世紀のことです。

17~18世紀になると、ヴェサリウス以来の解剖学の蓄積に顕微鏡の発明、ハーヴィーの血液循環論などもあわさって、ガレノスの説に対する批判や異論がタブーでなくなりました。大学での授業も、教材を読み上げて討論によって結論を出す講義スタイルから、人体解剖や臨床観察など、人体そのものと向き合う方向に重点が移ります。

また、印刷術の発明・普及に伴い、新しい教材や著作が続々と登場しました。『アルティセラ』と『医学典範』があまり使われなくなり、それらに代わって広く用いられたのは、ヴィッテンベルク大学のダニエル・ゼンネルト（1572〜1637年）やモンペリエ大学のリヴィエール（1589〜1655年）、ライデン大学のブールハーフェなどの著作で、いずれも『医学教程』という題名でした。この時代の著作は『アルティセラ』や『医学典範』よりもさらに読みやすくできていて、18世紀以前の伝統医学教科書の完成形と言ってもいいくらいです。

なかでもゼンネルトは、古代以来の医学と自然学を集大成したものに自身の臨床経験を加えた膨大な著作を著し、〝ドイツのガレノス〟と称されました。彼が学び、また教鞭をとったヴィッテンベルク大学は、宗教改革が開始を告げた場所でもあります。

当時の医学教育のメッカといえば、このヴィッテンベルク大学のほか、同じくドイツのフランクフルト大学、スイスのバーゼル大学、フランスのパリ大学、リヨン大学、オランダのライデン大学などでした。

ゼンネルトとリヴィエールの『医学教程』は、どちらも生理学、病理学、徴候学、健康学、治療学からなる5部構成で、血液循環論はまだ採用されていません。

ブールハーフェの『医学教程』も同じく5部構成で、人体のさまざまな器官が線維（ファイバー）や微細な管によって構成されるとの考えのもと、機械論的な説明が試みられていました。

ブールハーフェには、『箴言』という医学実地に関する著作もあり、このなかでは従来の頭から足の部位別の配列を採用せず、病気を病状・病態により区分する新しい方法が試みられました。これがさらに発展して疾病分類学が生まれ、この後、19世紀初頭まで一世を風靡します。

ブールハーフェの後も人体と病気に関するさまざまな理論が提示され、人体機能の探求が進められます。18世紀には、現在の病院にとって直接のルーツにあたる医療施設も生まれました。一方、病気を診断する方法としては、病状を訴える患者の言葉と医師による観察に加え、尿、脈などを検査するのが相変わらず中心でした。18世紀後半には、指で胸を軽く叩くことで心臓に異常がないか調べる打診法が開発されますが、診断基準が明確に説明されていなかったことから、広く採用されるのは19世紀になってからとなります。

このようにさまざまな変化はあったものの、「症状＝病気」という古代からの伝統医学の認識は、18世紀まで変わりませんでした。18世紀までの西洋の伝統医学ではまだ、患者を救える率が大幅に向上することもありませんでした。

第4章

サイエンスの飛躍

1 感染症対策と産業革命

テムズ川の悪臭に耐えかねて公衆衛生がスタート

〝世界の工場〟で進んだ空気と水の汚染

オランダは世界初の覇権国家でしたが、18世紀にはイギリスにその地位を奪われます。さらに19世紀に入ると、国際金融の最大の中心もアムステルダムからロンドンへと移りました。

一方のイギリスは、フランスを相手にインドなど海外植民地を舞台とした第2次英仏百年戦争を展開しますが、インド、北米大陸に続いて最終決戦となった１８１５年のワーテルローの戦いでも勝利を収めます。こうして新たな覇権国家としての地位を確立させました。

18世紀のイギリスに始まる産業革命は、19世紀中に他のヨーロッパ諸国にも波及します。先頭を切ったイギリスはお手本がない状況ですから、いきなり重工業のシフトチェンジに踏み切るのではなく、まずは軽工業、繊維工業からのスタートでした。

品質にばらつきのある手作りから、機械による大量生産への転換。手作りの最高級品には及ばないまでも、一定レベルをクリアした同品質のものを大量に作り出す。これにより単価を下げることに成功しますが、売れないことには話になりません。国内市場だけで足りなければ、海外市場を開拓するしかなく、かくして産業革命は工業地帯と港湾都市を結ぶ交通革命、さらには植民地や半植民地の獲得へとつながったのです。

19世紀半ば、イギリスは〝世界の工場〟となりますが、その頃からドイツやアメリカの追い上げが激しくなり、少し遅れてロシアや日本も競争に参加しました。ドイツではオーストリアの衰退が著しく、長らく辺境扱いだったプロイセンのほうが存在感を強めていきます。

産業革命は、農村部から都市部への人口の偏りを促したため、産業都市ではどこも都市問題が深刻化しました。同時に貧富の差も拡大し、貧困層は劣悪な環境下で密な生活を送ることを余儀なくされます。同時に、工場からの排煙と排水、さらに生活用水の垂れ流しも重なり、都市全体の空気と水の汚染が進みました。

テムズ川の悪臭で議会や裁判所が審議中断

イギリスでは１８１０年に水洗トイレが発明されましたが、浄化設備はなく、ただ垂れ流すだけでしたので、トイレからのものも炊事場からのものも排水はすべては川へ。

その結果は推して知るべしで、ロンドンのテムズ川はひどい臭気で不名誉な評判を獲得してしまいました。

いまだ病原菌の発見には至らない当時、「病気の原因は瘴《しょう》気《き》にあり」とする見方がありました。汚くて臭いもの、場所から放たれる堪えがたい悪臭のなかに病気の種のようなものがあるのでは、と疑っていたのです。

１８３０年代にはコレラが大流行しますが、国策を左右する立場の人たちには実感が乏しかったようです。１８４８年に、疾病の減少と健康の増進を目的に、給水、排水、道路清掃などの衛生環境を整備する公衆衛生法が成立したものの、具体的な行動は緩慢でした。

このため、テムズ川の汚染と悪臭はますますひどくなりました。

人気週刊誌『パンチ』には、テムズ川を題材にした風刺漫画がたびたび掲載されています。1858年6月10日号にはボートを漕ぐ死神が「お金か生命、どちらか寄こせ」とささやく場面、同年7月3日号には工場の排煙でかすむ市街の建物を背景に、動物の死体が浮かぶ汚いテムズ川の川面で、疫病神と思われる悪霊が伝染病にかかった子どもを差し示し、コレラに感染した大人が窮状を女王に訴える場面が描かれました。

上下両院の議員や裁判官たちがあまりの臭気に耐えかね、議会も裁判所も審議の中断を余儀なくされたのは、この頃のことです。1858年のロンドンは〝大臭気〟の年と呼ばれています。

テムズ川沿いにやっと大下水管が完成したのは、1867年のこと。これが、イギリスにおける近代公衆衛生のスタートと言えるでしょう。第2次選挙法改正も同じ年で、3年後には初等教育基本法、その翌年には労働組合法が制定されるなど、イギリス全体が大きく変容しようとしていた真っただ中の出来事でした。

劣悪な衛生環境で感染症が流行

劣悪な環境のなかで労働者が次々と病気にかかり、死んでいく。急激な産業社会への転

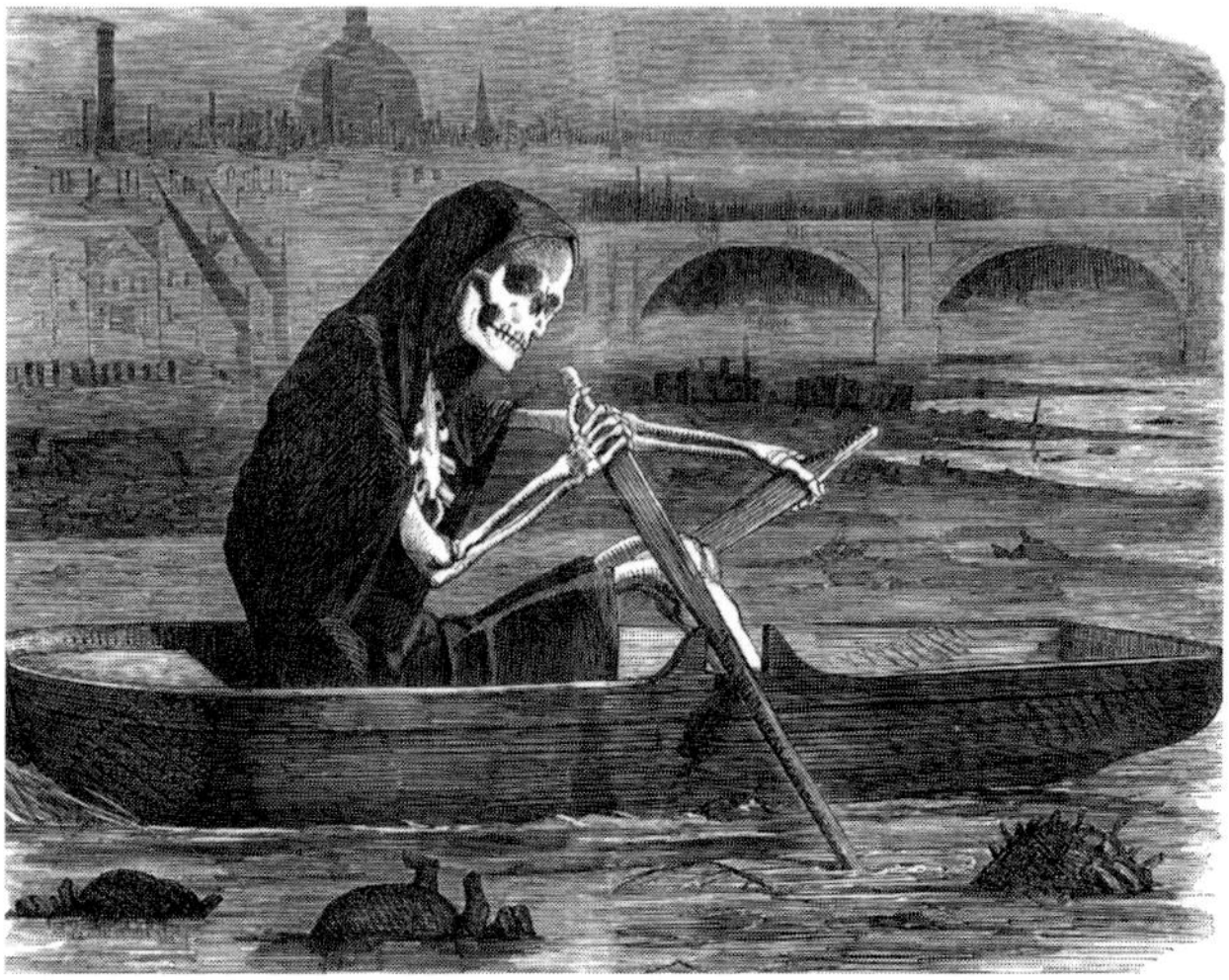

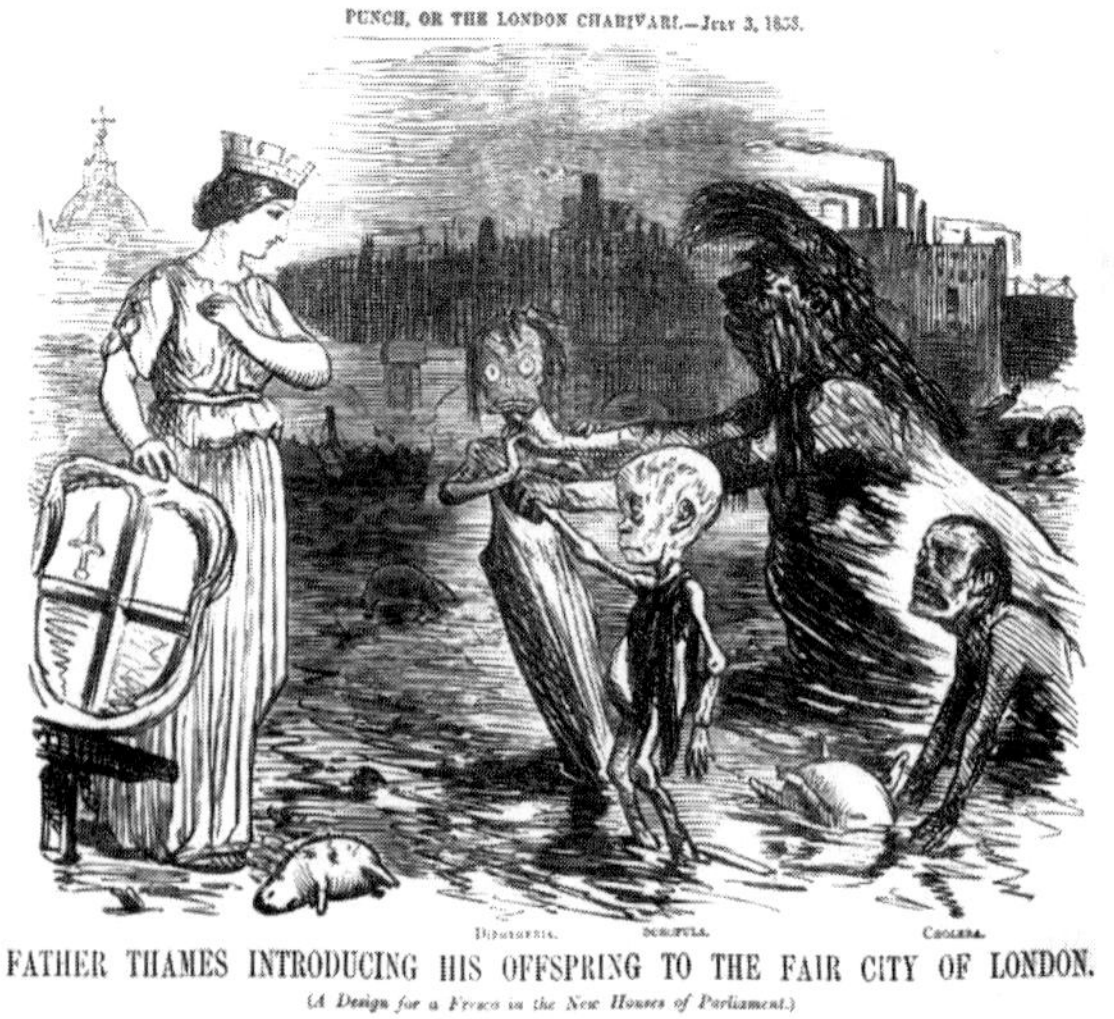

『パンチ』の風刺画（上：1858年6月10日号・下：1858年7月3日号）

換に伴い、どこの国、どこの工業地帯、どこの人口密集地域でも見られた現象です。

全世界的に見て、いちばんの脅威はコレラでした。コレラはもともとインドの風土病でしたが、１８２０年代から世界中に広がるようになりました。日本でも、幕末に海外との交流が盛んになると、数年おきに大流行が発生し、平均死亡率が67・5パーセントと、とてつもない記録を打ち立てました。

致死率の高さは脅威ですが、じつのところ、１８８０年代の感染者数を見れば、コレラは第3位。第2位は腸チフスで、第1位は赤痢でした。

赤痢は血液や粘液の混じる粘液便を頻繁に排出する急性大腸炎の総称で、主に赤痢菌などの細菌によって生じます。

かつてガレノスが『病状の原因について』第3巻で言及していた病も、赤痢に似た病気とみていいでしょう。11世紀以降に編まれるようになった医学実地書においても、腹部の疾患の1つとして赤痢は必ず取り上げられています。

北里柴三郎（１８５２～１９３１年）門下の志賀潔（１８７０～１９５７年）による赤痢菌発見は１８９８年のことで、その後、糞便を介して経口感染することも明らかにされます。しかし、それまでは感染・発症のメカニズムがわからず、予防策としては、衛生に気をつけるくらいしかありませんでした。

糞便に直接手を触れる人はあまりいませんが、感染者が排便後に手洗いを十分しないで何かに触れ、第三者がその何かに触れた手で食べ物を口に運んでしまえばもう経口感染の成立です。また、赤痢菌は肉眼で見えるものではありませんので、発見されたといってもすぐに感染者が激減することはありませんでした。

発見者の名を取り、赤痢菌は志賀菌とも呼ばれます。腸の上皮細胞を破壊する毒素があるという点は大腸菌といっしょです。1996年に大阪府堺市で発生したO－157は、同じ毒素を持つ大腸菌による感染症でした。似たような感染症は忘れた頃にやってくる。O－157はその典型例と言えます。

原因や感染経路がわからなくても、感染症と思われる患者が出たらすぐに告知して、情報を広く共有する。これが大事なのです。

明治政府がコレラの大流行に鑑み、1880年に伝染病予防規則を制定したのは適切な判断でした。このときはコレラ、腸チフス、赤痢、ジフテリア、発疹チフス、天然痘の6疾患を法定伝染病と定め、感染者発生の報告と隔離を医師と自治体に義務づけています。しかし、当時の日本人の健康と生命を脅かした疾患はこの6つにかぎられず、脚気と結核も深刻な脅威でした。

統計によれば、1899～1912年の14年間、日本人の最大の死亡原因は肺結核で、毎年７万人以上が亡くなっています。

結核は飛沫感染で、病原菌である結核菌は１８８２年にコッホ（Ｐ１７９）によって発見されています。１９４４年に抗生剤のストレプトマイシンが発見されるまで効果的な治療法はなく、日本では昭和20年代まで〝国民病〟として恐れられました。

疫病の原因は瘴気ではなく生きた伝染源

病原菌が発見されるまで、疫病の原因について２つの説がありました。

１つはヒポクラテスの時代から唱えられていた「ミアズマ説」。地震や洪水による空気の汚れ、すなわち瘴気によるとする説です。

もう１つは16世紀にイタリアの医師ジローラモ・フラカストロ（１４７８〜１５５３年）が唱えた「コンタギオン説」。「コンタギオン」とは「生きた伝染物」を意味する言葉です。病気を起こすもとになるものがあるに違いないと考えたフラカストロは、「伝染」という概念を作り出し、感染は以下の３つにパターン化されると結論しました。

■直接の接触によるもの

■衣類などの媒介物を介するもの
■空気を介するもの

何か根拠があったわけではないものの、牛を観察するなかで思いついたといいます。

「ミアズマ説」を否定するには至りませんでしたが、フラカストロは発想が豊かで、かなりよいセンスの持ち主と見ていいでしょう。彼の仮説はほぼ正解だったのですから。

病気は体液の不均衡により生じるのではなく、人から人への感染は何か不潔な物質を介して起こるのではないか。確証はなくとも、漠然としたイメージは醸成されつつありました。

17世紀にオランダのアントニー・ファン・レーウェンフック（１６３２〜１７２３年）という趣味人が顕微鏡を自作して、身近なものを手あたり次第に観察しては、ロンドンの王立協会に書簡を送りました。そのなかには酵母や微生物をスケッチしたものも含まれていました。人間の肉眼では見えない微生物の世界への扉が開かれたことの持つ意味は大きかったはずです。しかし、残念ながら、当時はそれらが発酵や病気の原因と結びつけて考えられるには至りませんでした。

また、１８３７年にはドイツのテオドール・シュヴァン（１８１０〜１８８２年）によって、酵母の作用で発酵が起こることが発表されました。しかしこれも、有力な化学者たちから批判されたことで、シュヴァンは研究の継続を断念してしまいます。

顕微鏡を使った観察といえば、シュヴァンと同時期に活躍した解剖学者ヤーコプ・ヘンレ（１８０９～１８８５年）の業績も欠かすわけにはいきません。顕微鏡を用いた人体組織の研究を重ねた人物です。

ヘンレは１８４０年に発表した『病理学的研究』のなかで、流行病を以下のように３つに分類しました。

１．瘴気により生じる流行病（マラリアなど）
２．瘴気で始まり、伝染源を生じて伝染する瘴気的伝染病（天然痘、麻疹、猩紅熱《しょうこうねつ》、コレラ、ペストなど）
３．始めから伝染源により生じる（梅毒、疥癬、狂犬病など）

伝染源の本体については、「生きた伝染源」に違いないと結論しますが、伝染源はあくまで病気の原因であって、種子にあたるものではないことを強調しました。「２」と「３」は正解だったのですから、たいしたものです。ヘンレは伝染病の原因についての当時の知見を巧みに整理したことから、〝近代病理学の先駆け〟とも呼ばれています。

純粋培養技術が進み、結核菌やコレラ菌を発見

直接的なつながりはありませんが、彼ら先達の研究を受け継ぐ形になったのがフランスのルイ・パストゥール（1822～1895年）です。

化学者・微生物学者であったパストゥールは、アルコール製造会社からビート糖の発酵障害について相談を受け、研究を進めていました。1860年にはアルコール発酵が微生物の作用により起こることを明らかにし、その微生物を「酵母」と名付けます。また同じ年に、空気中に存在する微生物が腐敗の原因であり、微生物が自然発生的には生じないことを実験的に証明します。

その後も発酵についての研究を重ねるかたわら、伝染病についても研究に取り組み、菌の純培養法を開発・活用して各種の菌を発見しました。

また、狂犬病の予防接種を人体に初めて応用して、多くの人命を救います。1888年、パリ科学院で狂犬病治療のためのパストゥール研究所が設立されると、その初代所長を務めました。

１８６０年のパストゥールの研究はやがて、リスター（Ｐ２０７）による防腐手術法の開発（１８６７年）にもつながったのですが、パストゥール自身は菌の適切な培養法を見つけられず、研究はいったん足踏みを余儀なくされました。

それを横目にしながら、一気に前へ躍り出たのがドイツの細菌学者ロベルト・コッホ（１８４３〜１９１０年）です。

コッホは大学の医学部の学位を得た後、地方保健局技師を務めながら、余暇を使って研究を重ねました。やがて、炭疽菌や創傷感染症の病原菌に関する論文が認められて、新設された衛生局に採用。そこでも細菌の染色法や平板培養法などを開発して、１８８２年には結核菌、１８８４年にはコレラ菌を発見するなどの業績を重ねます。１８９１年にベルリンに感染症研究所が新設されると、初代所長に就任して、北里柴三郎やエミール・フォン・ベーリング（１８５４〜１９１７年）、エールリヒ（Ｐ２５３）などの優秀な弟子を育て上げました。

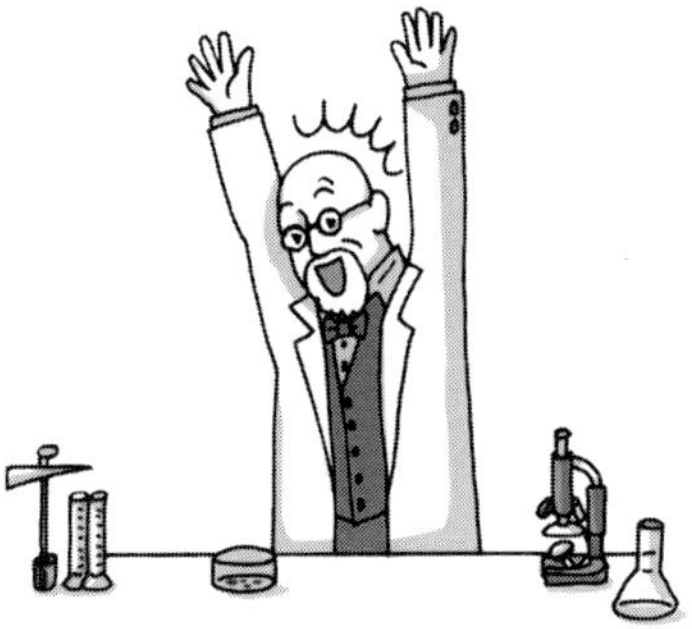
「やったー！　菌が増えてる」

パストゥールにできなかったことがコッホにできた

のは、技術面でのひらめきによりました。シャーレ（ペトリ皿）の上に寒天をひいて、その上で病原菌を培養する方法を思いついたことで、コッホはさらに一歩前へ進むことができたのです。

まさしく、〝近代細菌学の祖〟と呼ばれるにふさわしい人物ですが、そんなコッホも1つだけ大きなミスを犯しています。結核治療のために開発したツベルクリンにまったく効果がなかったことです。ただし、ツベルクリンは現在も結核感染の判定には用いられていますから、彼の開発は完全に無駄であったわけではありませんでした。

直接の交流はなくとも、レーウェンフックからシュヴァンとヘンレ、パストゥールを経てコッホに渡された研究の種は見事開花し、19世紀末から20世紀初頭には、細菌学が最先端の学問になります。現在であれば分子生物学や免疫学に相当する花形ポジションに、細菌学が位置していたのです。

次々と病原菌が発見される状況下、コッホの弟子たちは、その感染症の病原体がどの微生物かを特定する指針として、以下の4つを提示しました。

■疾患部位において、微生物が典型的に証明される
■疾患部位で、病変に意味のある微生物が純粋に培養される

■培養した微生物を接種して、病気が再び発生する
■接種した動物から得た微生物を再び健康な動物に接種して、同じ病気が生じる

以上は「コッホの原則」と呼ばれています。

感染症対策が国家の課題に

病原菌の発見や細菌に関する研究が進むと、感染症の予防や流行時の対応について、国家の果たすべき役割が浮き彫りになってきました。

文学者はその点に敏感で、たとえばドイツ出身の小説家トーマス・マン（１８７５～１９５５年）は感染症をたびたび題材に取り上げました。１９２４年に発表した『魔の山』はスイスの結核療養所を舞台とした一大長編で、第６章の「精神的修練」という節では、合理主義者と非合理主義者とのあいだで、病気と人間との関係について、白熱の議論が展開されます。

それより早く、１９１２年に発表された『ヴェニスに死す』は、コレラ流行時に行政当局がとった不適切な対応のために主人公が亡くなるというストーリーです。ここでは、感

染症のような重大な危機に際しては、人道的な観点からも国家が積極的に介入、対応すべきと訴えています。

国の全額負担による予防接種は、積極介入の模範例です。

結核を予防するワクチンのＢＣＧが開発されたのは、１９２１年のことでした。

開発者は、フランスの内科医にして細菌学者・免疫学者のアルベール・カルメット（１８６３〜１９３３年）と、同じくフランスの獣医にして細菌学者・免疫学者のカミーユ・ゲラン（１８７２〜１９６１年）です。２人は19世紀から、パストゥール研究所リール支部の同僚として研究を進めた結果、開発に至ったのです。最初のワクチンは、重度の結核にかかった女性が命尽きる直前に産んだ新生児に施され、その子の命を救いました。以来、ＢＣＧは世界中で広く用いられるようになったのです。

産業革命は都市部への人口集中を引き起こし、それは貧富の差の拡大、衛生環境の悪化へとつながりました。都市は、感染症に対して脆弱な状態と化したのです。

しかし、人類もやられっぱなしではなく、医療に導入したサイエンスの力によって、病気の原因を突き止め、診断と治療の技術を開発して、感染症に立ち向かいました。サイエンスが飛躍的に発達した19世紀は、感染症撲滅への第一歩が刻まれた時期でもあるのです。そして同時に、国際秩序の変動期でもありました。

2 コレラとベルエポック

コレラこそが花の都パリの生みの親

スラム化したパリでコレラが大流行

病気のなかには、生活環境に起因するものがたくさんあります。そのような輪郭が見えてきたことから、ドイツのマックス・フォン・ペッテンコーフェル（1818〜1901年）を旗振り役として、人体に影響する因子を突き止める研究が開始されました。それが衛生学です。

衛生学の目的は、個人および社会の健康の保持・増進と疾病の予防にあり、19世紀でいえば、コレラやペスト、マラリア、天然痘、狂犬病などが最大の研究対象でした。

先にも述べたとおり、コレラはもともとインドの風土病でしたが、イギリスがインドの植民地化を進める過程で、広く世界中に拡散されてしまいます。

１８５４年にロンドンのソーホー地区でコレラが流行したとき、内科医のジョン・スノー（１８１３〜１８５８年）は、感染者がどこから水を得ていたかを調べ上げ、発生源となった給水ポンプを特定します。病原菌の発見にまでは至りませんでしたが、スノーは議会を粘り強く説得して、翌年にはそのポンプからの給水を停止させることで、さらなる感染拡大を食い止めました。これを機に、ロンドン全体で上下水道の整備が進められるようになります。

ロンドンより早く、パリでは１８３２年にコレラの最初の大流行がありました。死者数は約２万人にものぼり、首相のカジミール・ペリエも犠牲者の１人でした。国王ルイ・フィリップ（在位１８３０〜１８４８年）がなかなか次の首相を任命せず、５カ月もの政治的空白が生じたせいで被害が拡大したため、人災としての一面も兼ね合わせていました。

被害の拡大要因としてはもう１つ、パリ市内の人口過密と不衛生な生活環境も挙げておかねばなりません。

パリはもともとヨーロッパで１、２を争う大都市でしたが、ナポレオン１世時代の人口流入により、貧困層が人口の大半を占める状況となっていました。

　貧困人口が急増したのは、ナポレオンの統領政期と帝政期の14年間を通じ、パリ全体を荘厳に飾る大規模な公共事業が推進されたからです。14年間に投じられた公共事業費は、18世紀１００年間の合計額を上回るほどでした。１８０８年と１８０９年の政府予算では、歳出総額に占める公共事業費の割合がともに10パーセントを超えています。

　栄光と繁栄を顕示するために遂行されたのは、テュイルリやルーヴルなどの宮殿の改築およびエトワールとカルーゼルの両凱旋門、ピラミッド通り、オステルリッツ橋、イエナ橋、マドレーヌ聖堂、証券取引所、ヴァントーム広場記念碑など、荘厳な建造物の建設でした。庶民生活に直結するものとしては、多数の泉水や街灯の設置、下水道や卸売市場、運河の建設、モンパルナスやモンマルトルなどの墓地の整備なども実施されました。

　パリ全体が一大作業場の観を呈したわけです。労働者の大半は地方出身者で、彼らに紛れて多数の徴兵忌避者や脱走兵もパリに流れ込みました。彼らは正規の労働者手帳を持たないため、なかなか定職にありつけません。さらに、定職にありつけた者も１８１０年から2年続きの恐慌で大半が失職しました。もとからいた失業者とあわせ、パリは貧困者であふれかえります。

　歴史家アドリヌ・ドマールの研究によれば、王政復古期（１８１４〜１８３０年）のパリでは、住民の75～80パーセントは貧困者で、葬儀費用を捻出できない死亡者は80パーセントを超えていたそうです。また、１８２０年の死亡者のうち遺産のない者は68パーセントを占めていました。

小説『パルムの僧院』や『赤と黒』などで知られる文豪のスタンダール（１７８３～１８４２年）は、フランス東部グルノーブルの富裕層出身です。彼は、パリ訪問時の幻滅感がよほど強かったのか、「通りはひどい悪臭を放ち、一歩歩けばぬかるみで泥まみれになる」と記すにとどまらず、そのような環境で生活しているパリ住民を「野蛮人」と蔑んですらいます。

もちろん、パリのすべてがそうだったわけではなく、大通りやロワイヤル通り、サン・タントワーヌ通りなどのメインストリートは、常に美観が保たれていました。逆に言えば、それ以外の路地はどこも惨憺たる状態だったのです。

パリ発祥の地とされるシテ地区でさえ、粗末なバラックの密集したスラム街が一帯に広がり、低家賃にひかれて集まった困窮者であふれていました。

そのようなところで、ひとたびコレラが発生したらどうなるか。政治的な空白も重なったため、大流行となるのは避けられませんでした。

上下水道を整備し、花の都に生まれ変わる

ナポレオンの没落を受けて復活したブルボン朝は、外圧頼みであったために人心を掌握できず、コレラ大流行の少し前、１８３０年7月の民衆蜂起で倒されていました。

その代わりとして成立したのが、傍流のルイ・フィリップを国王に戴く7月王政です。ルイ・フィリップは、フランス革命にも参画した開明的な人物ではありましたが、議会主導の立憲君主制を好まなかったため、内閣・議会と対立することもしばしばでした。

政府と議会の外では、ブルボン朝の正統な後継者による王政復古を目論む王党派、共和制への移行を主張する共和派がそれぞれ暗躍します。パリなどの大都市では暴動が相次ぎました。さらに、コレラが大流行を始めた１８３２年には、行政の不手際に対する不満が高じて、パリでは労働争議などに端を発する暴動が日常化し、路地にはバリケードが張り巡らされました。

国王は戒厳令を発して武力鎮圧を試みるとともに、亡命先から極秘に帰国し、内乱を画策していたベリー公妃を逮捕するなどして治安の回復に努めます。しかし、コレラにはこれといった対策が講じられることはありませんでした。

王党派と共和派に対処するだけで精いっぱいで、民政にまで頭がまわらなかったのかもしれません。

ルイ・ナポレオン（１８０８〜１８７３年）はそんな失政を遠く眺めてきただけに、１８４８年の２月革命に際して亡命先から帰国し、政権の座についたとき、腹案を秘めていました。

彼は、ナポレオン１世の弟ルイ・ボナパルトの第３子です。最初の大統領に選出された彼は、１８５１年に政変を起こして立法議会を解散。住民投票を実施して、翌年には新憲法発布し、大統領の任期を10年に延ばします。さらに、国民投票で帝政の復活が圧倒的多数で承認されると、ナポレオン３世（在位１８５２〜１８７０年）として、即位しました。

当時の医学と科学では、コレラ流行のメカニズムはいまだ解明されていなかったものの、セーヌ河の臭気との関連を疑う者は少なくありませんでした。ナポレオン３世は自身がセーヌ県知事に抜擢したジョルジュ・オスマン（在職１８５３〜１８７０年）とともに、都市衛生を含めたパリの大改造に着手します。それはナポレオン１世が行なったものとは性格を異にしていました。

ナポレオン１世の実施した大改造は、自身とフランス帝国の栄光を内外に誇示するため。ナポレオン３世の大改造は、栄光の誇示という点は一致しながらも、実用と近代文明の誇示に重点が置かれました。

このような違いが生じた背景には、時代の要求があります。

イギリスに大きく後れを取りながら、フランスでもようやく産業革命が本格化します。従来の生活排水に工場排水が加わるのですから、もはや野放図な利用は許されず、安全な水を確保するために最善を尽くす必要が生じました。

また、人口の都市部への集中が加速したことから、都市機能の麻痺を回避すべく、未然に対策を講じる必要にも迫られました。

パリの都市改造は、景観そのものを変えるものでした。中心部の曲がりくねった街路や貧民窟は一掃され、広い直線的な大通りを東西南北に貫通させるなど、道路交通網の徹底的な整備が図られました。

ルーヴル宮の増築、新オペラ座や中央市場といった公共建築の建造に加え、アパルトマンの高さを一定に規制し、街路照明を大幅に増設します。市壁の外にあふれ出ていた居住区も市域に組み込み、パリ市を従来の12区から20区に再編するなどの措置も取られました。景観にも配慮をした現在のパリの姿は、この時期に原形が整えられたのです。

肝心の衛生対策は、デュイスとヴァンヌ両運河の開削によって上水が確保され、パリより下流のセーヌ河へ集中排水するために大下水道工事が実施された結果、１８７０年まで

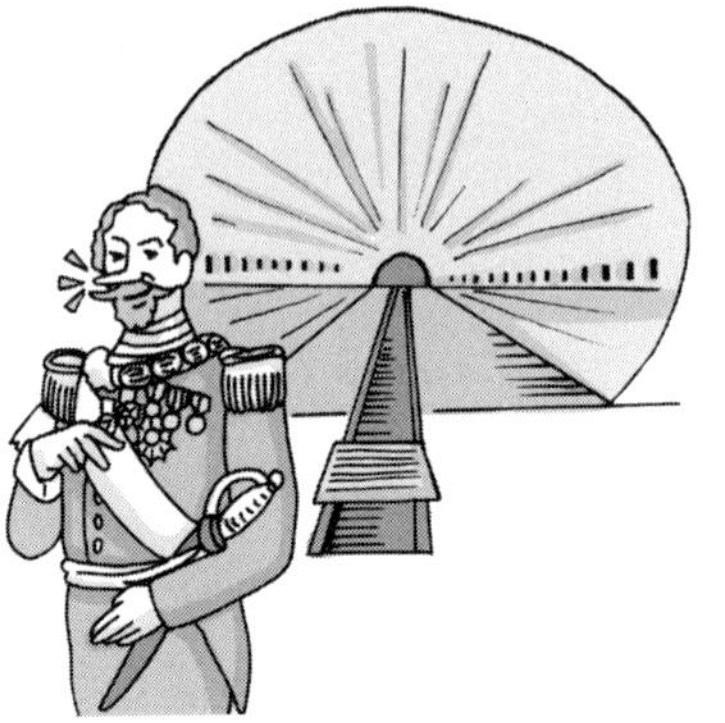

「パリが臭いなんて、もう言わせないぜ！」

に上下水道の全面的な再編が完了しました。少なくとも、水を媒介とする感染症の流行は大幅に抑制されたのです。

パリを〝花の都〟へと変えた最大の功労者は、コレラと言っていいかもしれません。大きく生まれ変わり、消費文化が花開いたパリには、「よき時代」を意味するベルエポックという言葉がお似合いでした。

ただし、万事がうまくいったわけではなく、中心部に住めなくなった貧困層がこぞって新開地に移住したことから、所得によるはっきりとした住み分けが生じ、パリ市民に大きな分断が生じたのも、この時期でした。

3

病理解剖とナポレオン
ヒ素毒殺説をねじ伏せた最先端技術

体内を可視化して病気の原因を解明

時間を少し前に戻します。

１８１５年６月18日のワーテルローの戦いに敗れたナポレオン１世は、南大西洋に浮かぶセントヘレナ島へと流されました。以前、ティレニア海のエルバ島からは難なく脱出された過去がありましたから、脱出不可能なところへ送り込まねばと警戒したのでしょう。

それから６年後の１８２１年５月５日、ナポレオンは同島で亡くなります。ヒ素による

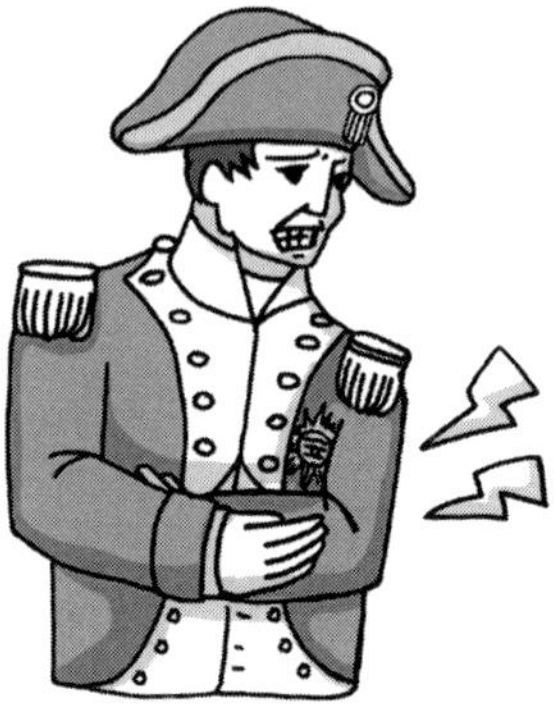

「ジョゼフィーヌ、お腹が痛いよぅ」

毒殺説も流れましたが、根拠に乏しいものです。コルシカ出身者を含めた医師16人の立ち合いで実施された当時の剖検《ぼうけん》報告書には、胃の出血を伴う胃の進行悪性腫瘍とあります。

近年公表されたナポレオンの担当医の手記にも、「頭痛、右半身の痛み、〈相当の〉高熱、動悸」に加え、「全般性不安障害や抑圧感」にも悩まされていたこと、本人が激しい痛みを訴えたため、左上の歯1本を抜かなければならなかったことなどが記されていました。この記事を掲載したCNNは、胃がん説が濃厚になったと結論づけています。

ここに名の出た「剖検」とは「病理解剖」の略語で、死因や病変の本体、種類、程度などを調べるためのものです。病理解剖などの体内を可視化する診断技術は、ちょうどこの頃より広まり始めたのです。

人体の解剖自体は14世紀に始まりますが、当初は正常な人体の構造を究明する系統解剖の性格が色濃く、病理解剖の指針が確立されるまでには、かなりの年月を要しました。

人体の構造は誰もが同じでも、臓器の状態は病気によって異なります。それに加え、健康状態の臓器がどのようなものか、それがどう変われば自覚症状が出るのか、どうなれば死に至るのか。診断の目安や基準を見極めないことには、何も解明したことにはならないからです。

解剖医たちの挑戦が続くなか、最初に傑出した業績を残したのは、イタリアのジョヴァンニ・バティスタ・モルガーニ（1682～1771年）です。自らの解剖学所見をもとにした『解剖学雑録』（1719年）も金字塔的な著作といわれますが、晩年に著した『解剖によって明らかにされた病気の座および原因』（1761年）がそれ以上に大きな評判を呼びました。

それまでも病理解剖の所見についての報告は散見されましたが、多数の病死体の病理所見を一冊にまとめたのは、彼のこの著作が最初でした。これによりモルガーニは、病理解剖学の創始者として歴史に名を残します。

同じく脳卒中で亡くなった患者でも、解剖をしてみたら、脳内に出血のある人もいれば、水が出ている人もいる。死後とはいえ、体内の視覚化が進んだことで、病理解剖は病気の原因を解明する研究手段として注目されるようになります。

病理解剖の有用性と必要性が広く認知された背景としては、18世紀のヨーロッパ各国で、病院が救貧施設や隔離施設ではなく、医療機関としての性格を強め、大きな病院が次々と作られたことや、病院で亡くなる患者が増えたことなども見落としてはなりません。裏付けとなる解剖例が増えてはじめて、十分な根拠が得られるようになったわけです。生前の患者の経過観察だけではわからなかったことが、病理解剖をすれば一目瞭然でした。解剖実績が厚くなればなるほど、病気の原因を体液の不均衡に帰する古代以来の考え方は退けられ、臓器の病変こそが病気の本体であると考えられるようになります。

過渡期にはヒルに血を吸わせるトンデモ治療も

ヨーロッパのなかでもどこが最先端とは決めがたいですが、フランスの場合、教会の力が激減した革命後、医学とりわけ病理学の進歩に著しいものがありました。惜しくも短命に終わったマリ・フランソワ・グザヴィエ・ビシャ（１７７１～１８０２年）やシャンパーニュ出身のジャン＝ニコラ・コルヴィサール（１７５５～１８２１年）、ピエール・ルイ（１７８７～１８７２年）、長くパリ医学界の第一人者と目されたガブリエル・アンドラル（１７９７～１８７６年）、ジャン・クリュヴェイエ（１７９１～１８７４年）へと連なる、パリ学派と称された人々が大きな功績を残しました。

そのなかにあって、フランソワ・ジョセフ・ヴィクトル・ブルッセー（１７７２～

1836年）という医師は異色です。ナポレオン1世に引き立てられたことに加え、既存の医学を攻撃する過激な学説で一世を風靡した人物です。

ブルッセーは病理解剖の経験に基づき、ヒポクラテス以来のあらゆる医学および同時代の医学に批判の目を向けました。そこまではよいとして、ほとんどの病気が肺と胃腸の炎症に由来し、正常な機能が外的刺激により障害されるから病気になるという「生理学的医学」を標榜したうえ、ヒルを用いた瀉血《しゃけつ》を推奨するという、とんでもない方向に突っ走りました。

ブルッセーの学説を熱烈に支持する信奉者たちは多く、結核やリウマチ、精神病に至るまで、あらゆる病気の治療目的でヒルによる瀉血が行なわれ、大量のヒルが消費されました。国内のヒルだけでは足りず、外国からの輸入が爆発的に増えたといいます。それはもう一種の社会現象と呼べるほどの盛り上がりでした。

けれども、1832年のコレラの大流行に際して、その治療法に効果のないことが明らかになると、ブルッセーの学説は急速に色褪せ、彼自身に対する信頼も失われました。

もちろん、絶頂期のブルッセーに対して異を唱えた人もいました。

その1人がシャンパーニュ出身のピエール・シャルル・ルイ（1787～1872年）です。彼は、結核が全身に広がる病気であること、腸チフスが胃腸炎とは独立した疾患であることを明らかにした実績の持ち主です。ブルッセーと論争を重ねるなか、ルイは１８３５年、瀉血が有効ではないことを定量的に証明する論文を発表します。すでにブルッセー個人とその学説の権威は失墜を始めていましたが、ルイの論文によって止めを刺された格好です。

ただし、ルイはヒルによる瀉血を否定できても、代わりに何ならば有効なのかを示すには至りませんでした。

病気の概念が「症状」から「臓器の病変」へ

当時の医療はいまだ経験がいちばんの頼み。科学的エビデンスに基づく医療ではありませんでした。

病理解剖は、科学的エビデンスへの扉ではありましたが、生前の状態との比較ができないのでは、先へ進むことはできません。死後の診断ならできるけど、生きているうちは治療法を見つけることができない。そんなジレンマに立たされていたのです。

フランス以外の国にも目を向けてみましょう。

イギリスでも18世紀末頃から病理解剖が盛んになりました。１８２７年にはリチャード・ブライト（1789〜1858年）という医師が、猩紅熱発症後にタンパク尿と全身浮腫を呈して死亡した患者を病理解剖した際、腎臓に肉眼的な病変があることを発見して、『症例の報告』を発表しました。この発見により、腎臓病はブライト病と呼ばれるようになります。猩紅熱発症からタンパク尿、全身浮腫を経て腎臓の病変。これが1つの流れであることが判明したわけです。

ブライトの功績に刺激されてか、脳の病変が発見されるのは、もう少し後です。脳卒中で亡くなった人を病理解剖したところ、出血など脳の病変が見つかったことではじめて、両者の相関関係が明らかになったのです。

このように病理解剖が重ねられるなかで、従来の「病気＝症状」から、「病気＝臓器の病変」へと、病気に対する見方に変更が迫られます。どの器官に病変が起きると、どんな症状が出るのかということも、だんだんと認識されていくようになりました。

ドイツ語圏では、カール・フォン・ロキタンスキー（1804〜1878年）とルドルフ・フィルヒョウ（1821〜1902年）の2人が特筆すべき存在です。

ロキタンスキーは、内臓の状態などの病理解剖所見が臨床診断に役立ち、科学的エビデンスになることを示した人です。あらゆる病気の原因を血流の異常に求めたことで激しい批判を浴びた一面もありましたが、病理学という学問の体系化を初めて試みた人物です。

一方のフィルヒョウは、細胞説に基づき、病気の原因を細胞の病的変化によって説明した人で、白血病の命名者でもあります。「細胞はすべて細胞から」という標語を広め、細胞が生命の最小単位である原則を強く印象付けた人でもありました。

当時の医療事情についての説明が長くなりましたが、話をナポレオンに戻しますと、いまだ産声を上げたばかりとはいえ、ナポレオンの病理解剖の記録は、この上なく貴重でした。根強くささやかれる暗殺説に対する有力な反証となったのですから。

打診法・聴診器・体温計の発明もこの頃

この時代の診断技術の発明についても触れておきましょう。

繰り返しになりますが、内科的な病気は、病理解剖が始まるまでは「症状＝病気」という扱いで、表に出る症状にしか目が向けられませんでした。

それが病理解剖によって、病気とは内臓の病変であることが明らかになります。頭痛や下痢などはその症状にすぎないのだと。言い方を代えるなら、病気と症状が分離され、病気の実態解明に大きく近づいたわけです。このような意味から、病理学は近代医学の幕開けを告げる立役者の1つとみなすことができます。

しかし、じつのところ、病理解剖だけではまだ役不足でした。臓器の病変と生前の症状を結びつける手段が必要だったのです。従来は患者の話、尿の見た目、脈の性状、呼吸の状況などを判断材料にしていましたが、それらに加えて、何ができるか、何なら有効なのか。

病状の把握と診断に有効な手段として19世紀に確立されたものでは、打診法と聴診、体温測定の３つを挙げることができます。

打診法は、身体の特定の部位を指などで叩いて生じた振動を、音として聴取する方法です。具体的には、肺と心臓の部分では響きが違います。また、肺に病変があれば水が溜まっているため、明らかに音が違ってきます。心臓の大きさもある程度わかり、悪い部分が広がっているかどうかも音だけで判別できます。このように、病変がある程度わかることから、胸部の診察に有効とされました。

打診法を発明したのは、ウィーンの医師レオポルド・アウエンブルッガー（１７２２〜１８０９年）です。ところが、ドイツ語圏の医学界では注目を集めることはありませんでした。それはおそらく、当時の医師が品位を重んじて患者の身体に直接触れることを嫌ったことが一因でしょう。さらに、彼の論文『ヒト胸部打診の新考案』（１７６１年）がひじょうに短く、病気の識別基準となる音の違いが明確に説明されていなかったことも、軽視につながったと見られます。

アウエンブルッガーの研究は、心臓と大血管の疾患について研究を重ねたパリのコルヴィサール（Ｐ１９４）の目にとまります。２人に直接の交流はありませんが、コルヴィサールによって１８０８年に『ヒト胸部打診の新考案』のフランス語訳が世に出されました。これをきっかけに、打診法は新たな身体検査法として普及を始めたのでした。

２つ目の聴診器は、パリのルナ・ラエンネック（１７８１〜１８２６年）によって発明されました。あるとき、太った若い女性の相手にうまく打診ができなかったため、紙を巻いた筒を、片方は患者の身体に、もう片方は自分の耳に押し当ててみたところ、驚くほど心臓の音が聞こえました。この一件をきっかけに3年間研究を重ね、心臓と肺の疾患における聴診器を用いた診察法と病理解剖の所見との関係を整理して、『間接聴診法』（１８１９年）を著します。これには、病理解剖の図も添えられていました。

患者の訴えを重視する旧来の医師からの厳しい批判にさらされますが、ラエンネックの聴診法を支持する医師も多数いて、とくにウィーン大学のヨゼフ・スコダ（１８０５〜１８８１年）は『打診聴診論集』（１８３９年）を著すことで、間接聴診法を援護射撃しました。これにより、間接聴診法は新たな身体診察法の1つとして確立します。

ところが、ラエンネックの発明した聴診器は、木製の単純な筒で、使い勝手も音の聞こえ方もよくありませんでした。そこで、多くの医師が改良を競った結果、スコットランドの医師サマービル・スコット・アリソン（１８１３～１８７７年）が１８５９年に開発したものに落ち着きます。現在のものと比べても遜色のない聴診器が誕生したのです。

３番目は、体温計です。目盛りのある温度計を初めて作ったのは、イタリアの医師サントーリオ・サントーリオ（１５６１～１６３６年）でした。彼は１６２５年に出版した著書のなかで、さまざまな身体・自然現象を測定する装置として、椅子型体重計、温度計、湿度計、風力計などについて記述しています。

その後、18世紀初頭にポーランド出身のダニエル・ガブリエル・ファーレンハイト（１６８６～１７３６年）により、水銀を用いた温度計が作られたのをはじめ、改良や試行錯誤が重ねられていきます。

そして、ライプツィヒ大学のカール・ヴンダーリッヒ（１８１５～１８７７年）が、論文「疾患における体温測定」（１８５７年）と著書『病気における体温の性状』（１８６８年）を発表。これらには、病床で毎日規則的に体温を測定し、２万５０００人の患者から得た数百万回に上る測定結果に基づいた、測定の意義、技術、健康時の体温とその病的変化の原因、27の疾患における体温などが記されていました。その内容はたちまち英訳され、これにより体温測定は広く受け入れられるようになったのです。

とはいえ、これら診断技術の発明により、病変の早期発見ができるようになったかといえば、それはまだまだ先の話になります。

4

麻酔・消毒法の発明と大西洋航路
最新テクがたった3カ月で
海を越えたわけ

麻酔法の発明で長時間の手術が可能に

19世紀は、サイエンスの力によって医療が格段に進歩した時代です。より多くの人命を救えるようになった大きな要因の一つは、外科手術の発達です。

従来の外科治療は、体表の病変を除去するか包帯を巻く程度で、対処可能なのは、骨折、脱臼、軽い外傷などにかぎられました。

病理解剖が普及してからは、対処可能な範囲も多少は広がりましたが、身体が切り裂かれる苦痛を患者に強いることになるために、手術は短時間で終える必要がありました。また、雑菌への感染の恐れから、内臓領域を扱うことは事実上不可能でした。

ところが、19世紀の2つの発明により、これらの課題が克服されます。

発明の1つは麻酔法です。全身麻酔で患者を眠らせることにより、長時間に及ぶ手術が可能になりました。

最初の成功例は、日本の華岡青洲《はなおかせいしゅう》（1760〜1835年）によるものです。彼は、チョウセンアサガオ（曼荼羅華）を主体とする経口麻酔薬の麻沸散（通仙散）を開発し、1804年、全身麻酔下での乳がん摘出に成功します。しかし、調合の加減と使用法が難しいために、広く普及することはありませんでした。

実用的な麻酔法の発明を成し遂げたのは、アメリカの歯科医ウィリアム・モートン（1819〜1868年）でした。

麻酔が開発されるまで、抜歯は麻酔なしで行なわれていたわけです。想像するだけでも、痛そうですね。

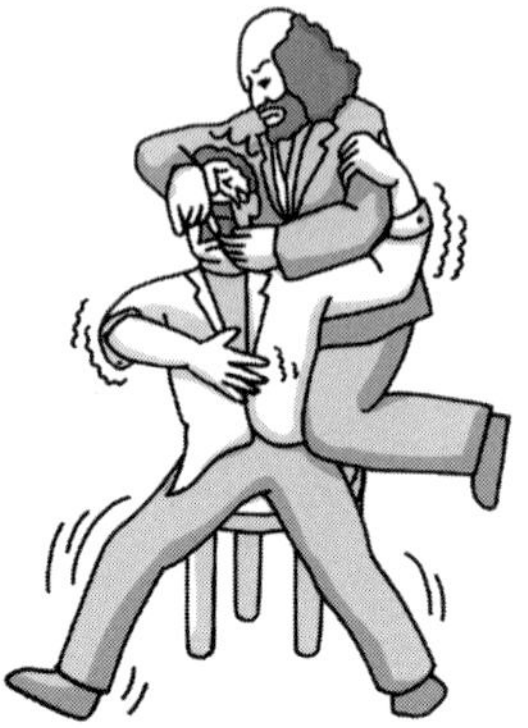

「虫歯の痛みのほうが、まだマシじゃねぇか！」

痛みへの恐怖から抜歯をしないでいると、他の歯や歯茎まで悪くなるので、日々の食事にも支障が出ます。行き着く先は早死にです。ですから、歯科医の経営上も、麻酔の有無で来院者の数や儲けがまったく違ってきたわけです。もちろん、より多くの患者を助けたいと願う使命感もあったでしょう。

　モートンは、かつての上司であるホーレス・ウェルズ（１８１５〜１８４８年）が実施した笑気（亜酸化窒素）を用いた無痛手術に助手として参加しています。ところが、無痛にならなかったため、手術は失敗に終わります。それを見たせいか、モートンは笑気を麻酔の候補から外し、ハーバード大学化学部教授チャールズ・トーマス・ジャクソン（１８０５〜１８８０年）からの助言で、ジエチルエーテル（エーテル）に着目します。

　１８４６年9月、モートンはマサチューセッツ総合病院で、エーテルを使用した無痛抜歯の公開実験に成功。翌月にはエーテル麻酔による下顎血管腫の切除術にも成功し、このニュースはたちまち欧米諸国に広まります。

　同年12月には、ロンドンで麻酔による最初の抜歯と下腿切断術が行なわれ、翌年1月には、パリの医学アカデミーでも麻酔下での手術の成功が報告されます。多くの医師が開発者としての栄誉と特許を魅力に感じ、理論上は可能と考えながらも、公開実験で失態をさらすことを恐れて二の足を踏んでいたところに、矢継ぎ早に成功のニュースが飛び交ったのです。

すでに複数の成功例があるなら、気も楽だったのでしょう。イギリスの内科医スノー（Ｐ１８４）は、麻酔の安全性を飛躍的に高めたうえ、エーテル濃度を調整できる吸入器を発明します。さらに、スノーの研究はそれにとどまりません。エーテルには引火性の問題があることから、エーテル以外の揮発性麻酔薬の研究を進めました。そして、エーテルより少量で効果があり、麻酔の導入が速やかで不快感が少ないとの理由から、クロロフォルムを推奨するに至ります。ただし、クロロフォルムには迷走神経を抑制して心停止を起こす危険や、肝障害を起こす毒性の問題があることから、どちらを推奨するかは国や地域によりスタンスが分かれました。

日本にも、１８５７年に来日したオランダの軍医ポンペ・ファン・メールデルフォールト（１８２９～１９０８年）によって麻酔法が伝えられたはずです。しかし、体内に異物を混入させることへの抵抗感からか、すぐに広まることはありませんでした。

医師の担当病棟で産褥熱が多発する謎

麻酔の開発により、患者は手術時の痛みから解放されました。しかし、手術後の死亡率がひじょうに高く、原因の究明と対処法が見つかるまで、かなりの歳月を要しました。

結論を先に言えば、外科手術における消毒の必要性を提唱し、感染による合併症の発生を抑制して手術の安全性を高めたのは、イギリスの外科医ジョゼフ・リスター（1827〜1912年）です。しかし、これには前史があります。消毒法について最初に重大な提議をしたのは、ハンガリーの産科医イグナーツ・ゼンメルヴァイス（1818〜1865年）でした。

ゼンメルヴァイスはハンガリー出身です。当時のハンガリーはオーストリア帝国の一部でしたので、彼はウィーン大学で医学を学び、卒業後はウィーン総合病院の第1産科病棟の助手となります。

そこでは産褥熱が多発していました。不審に感じたゼンメルヴァイスは、ある可能性に思い至ります。

ゼンメルヴァイスが注目したのは、病理解剖をよく行なう医師が担当する第1病棟で産褥熱が多く、助産婦が分娩を行なう第2病棟で産褥熱が少ないという事実でした。そこから、産褥熱は傷口の汚染によって生じた脳血症ではないかという仮説を立てます。そして、それを実証するために、病理解剖をよく行なう医師が担当する第1病棟で医師と学生の手指の消毒を実施したところ、産褥熱の発生を劇的に抑えることができたのです。産褥熱は創傷からの感染により生じるという本質を洞察し、的確な予防法を実践した重要な業績です。

ところが、仮にゼンメルヴァイスの説くとおりだとすると、過去の産褥熱は、ウィーン総合病院医師が手洗いや消毒を怠ったがゆえの過失として、大変な責任問題となりかねません。そのためか、ゼンメルヴァイスの説を熱烈に支持する者がいた反面、激しく拒絶する者も多数に及びました。結局、ウィーンにいづらくなったゼンメルヴァイスはハンガリーに戻り、ペスト大学の産科教授となります。１８６１年には『産褥熱の病因、概念、予防』を発表しますが、評判はさんざんで、彼は不幸にして、その学説を認められないまま、世を去りました。

そんなゼンメルヴァイスの遺志を継いだのが、イギリスのリスターです。彼はパストゥール（Ｐ１７８）の研究から、発酵と腐敗が微生物によって起こることを学び、傷口の化膿も微生物が原因ではないかと考えました。そこでリスターは、すでに下水処理に用いられて悪臭の除去に効果を挙げていた石炭酸に着目します。複雑骨折した11歳の少年の傷口に石炭酸を注ぎ、石炭酸を含ませた布で包んで処置したところ、壊疽《えそ》を起こすことなく治癒に成功しました。その後、リスターは、腐敗性膿瘍などの症例にも石炭酸を応用し、新しい防腐手術法を発明します。

一方、１８８０年代のドイツでは細菌学が発達して、リスターの始めた石炭酸による消毒ではなく、水蒸気・煮沸・乾熱などを用いた滅菌法が取り入れられ、無菌手術法が確立されました。

整形外科の分離には戦争の影響も

これらの麻酔法と消毒法により、胸腹部の内臓疾患に対しても、外科手術が行なわれるようになりました。この分野の手術を開拓したのは、ドイツの外科医テオドール・ビルロート（１８２９〜１８９４年）です。

ビルロートは数々の大学で実績を重ね、１８６７年にウィーン大学の外科教授に招かれてからも内臓領域の手術に取り組み、食道切除術、喉頭切除術を成功させました。また、数多く重ねた動物実験の成果を踏まえ、胃がんでの幽門（胃と十二指腸の境界部）切除術や胃の切除術にも挑み、ともに成功を収めています。

麻酔と消毒という2つの技術開発によって、外科手術の適用範囲は飛躍的に広まり、それまで不可能だった内臓領域の手術ができるようになりました。具体的には、胃や虫垂（いわゆる盲腸）の摘出です。

麻酔と消毒の効用は、整形外科にも及びます。それまで可能だったのは、骨折、脱臼、外傷などの治療と子どもの発達不良の矯正程度でした。ところが、ドイツのゲオルグ・フリードリッヒ・ルイス・シュトローマイヤー（１８０４〜１８７６年）が、生まれつき足全体が内側に反り返った内反尖足に対し、皮膚ごとアキレス腱を切ることで、アキレス腱を伸ばす手術をし、その実績をまとめた『手術的オルトペディク論集』（１８３８年）を出版したり、オランダの軍医アントニウス・マテイセン（１８０５〜１８７８年）がギプス包帯を発明したりといった業績が重なり、四肢の筋・腱・関節の疾患でも外科手術が増えていきます。手術範囲がおおいに広がったことは、それまで外科と一体化していた整形外科が、外科から分離するきっかけにもなりました。

これには、戦争における死傷者の増加も関係します。大砲の威力の増大と機関銃の普及が戦場の光景を大きく変えてしまったのです。

大砲の砲弾が、その重みで城郭などを破壊するタイプから爆裂するタイプに変わっただけでも殺傷力は桁違いでした。さらに19世紀中頃から、連射可能な大砲が現れ、射程も伸びたため、標的に対する確度も向上して、直撃しなくても着弾地周辺にいるすべての者に被害を及ぼすようになります。

もう１つの機関銃は、南北戦争（１８６１〜１８６５年）中のアメリカで生まれた武器です。１８８４年にアメリカ生まれのイギリス人マキシムによって全自動式のマキシム機関銃が開発されると、瞬く間に普及。19世紀末にはどこの戦場でも威力を発揮するようになります。

19世紀半ば以降のヨーロッパでは、クリミア戦争（１８５３〜１８５６年）、イタリア統一戦争（１８５９年）、プロイセン・オーストリア戦争（１８６６年）、普仏戦争（１８７０〜１８７１年）と、それぞれ歴史的に大きな意味を持つ戦争が続きました。

負傷兵の数は近代以前の比ではなく、クリミア戦争時にはその惨状を伝え聞いたフィレンツェ生まれのイギリス人フローレンス・ナイチンゲール（１８２０〜１９１０年）が、イタリア統一戦争時には現地で負傷者の惨状を見たアンリ・デュナン（１８２８〜１９１０年）がそれぞれ救護活動に名乗りを上げました。これが１８６４年のジュネーブ条約の採択や国際赤十字設立へとつながります。

わずか3カ月で海を越えた無痛抜歯

ところで、１８４６年にロンドンでイギリスとしては初となる麻酔を使用しての無痛抜歯が行なわれたのは、アメリカでの世界初の成功からわずか３カ月後でした。

まだ、電話や無線通信が発明されていない頃のことです。実用可能な大西洋横断電信ケーブルが設置されたのは１８６６年ですから、その20年前にあたります。とすれば、麻酔による無痛抜歯成功の情報は、人から人へ、あるいはなんらかの文書を介して伝わったはずです。ここから、ヨーロッパ大陸と北米大陸間のタイムラグがかなり短くなっていたことがうかがえます。

１４９２年のコロンブスの第１次航海では、スペイン南西部のパロス港を出港してから西インド諸島のサンサルバドル島上陸まで72日間を要しました。いちばん大きい旗艦のサンタマライ号でも、全長25・６メートル、最大幅７・５メートル、船底から上甲板までの高さ３・３メートル、重量１８５トンで、乗組員は50人ほどでした。

１６２０年に、イギリスのプリマスから北米大陸のヴァージニアに向かったメイフラワー号も航海に65日間を要しました。重量は１８０トンで、乗員乗客はあわせて１３０人前後でした。

その後も、帆船によって航海に60~70日を要する時代が続きます。ようやく蒸気船が登場したのは、１８３８年のことです。ここで、重量は１０００トン台と大幅アップし、航海日数もたったの２週間ほどに一挙に短縮されました。

イギリスとアメリカを結ぶ旅客船は、蒸気船登場以前の１８１８年から運航を始めていました。イギリスからアメリカへ移民が渡るだけでなく、移住を断念してイギリスへ引き返す者、アメリカ生まれでイギリスに渡る者、商売のため盛んに往来する者など、乗船目的はさまざまでした。人の往来が活発になるにつれて、医学における最先端の研究もさほどの時間差を置かず、大西洋をまたいで共有されるようになったのです。

1840年代中頃は、外輪船からスクリュー船への移行と船の大型化の進んだ時期です。それは奇しくも、世界初の無痛抜歯が行なわれた頃と重なります。大西洋横断にかかる時間が大幅に短縮されたことから、最新の発明もそれまででは考えられない速さで海の彼方まで伝わるようになったのです。

5 精神分析と世紀末文化

ウィーンで花開いたユダヤ系文化の果実

脳の領域が医学の対象に

サイエンスの発達は医療の可能性を大きく拡大させました。それまではまったくのお手上げだった脳の領域にも医学が及び、19世紀には脳の機能異常を扱う精神医学と、脳の神経系統全般の疾患を扱う神経学が誕生します。

精神医学の成立にあたり、大きな役割を果たした第1の人物は、フランスのフィリップ・ピネル（1745〜1826年）です。サルペトリエール病院長を務めた彼は、精神障害者を拘束から解放して道徳的な治療を実践するとともに、フランス革命の真っただ中に、精神医学の最初の教科書と目される『精神病に関する医学哲学論』（１８０１年）を世に送り出しました。この本では、精神病を単一の疾患と捉え、一定の経過をたどるあいだにさまざまな状態や症状を示すとの考えが示されていました。

第2に挙げるべきは、ドイツのヴィルヘルム・グリージンガー（１８１７～１８６８年）です。ベルリンのシャリテセイン病院長を務めた彼も、患者を拘束から解き放ち、開放的な医療を実践したことで知られます。主著の『精神病の病理と治癒』（１８４５年）は、ドイツ初の精神医学の教科書です。そのなかで、精神病の原因が脳の異常にあることを明言するとともに、精神病を早発性痴呆（統合失調症）と躁鬱症（双極性障害）の2種類に類型化しています。

同じくドイツのエミール・クレペリン（１８５６～１９２６年）は、精神病を内因性、外因性、心因性の3種類に大別したうえ、内因性精神病を躁鬱病（双極性障害）と早発痴呆（統合失調症）に区分することで、今日につながる精神疾患の概念を作り上げました。彼の著『精神医学』（１８８７年）は、精神医学教科書の決定版と言っても過言ではありません。

それまで、精神病の患者は人間の手の及ばない存在だから、教会に助けを求めるか、隔離や拘禁をするしかないと思われてきたところへ、ようやく科学のメスが入れられ始めたのです。

脳の機能異常を扱う精神医学に対し、脳を含む神経系全般の疾患を扱うのが、神経学です。患者の臨床所見と病理解剖所見から多数の神経系疾患を明らかにして、神経学の祖と評されているのが、フランスのジャン＝マルタン・シャルコー（１８２５～１８９３年）です。

シャルコーはサルペトリエール病院医長、パリ大学病理学教授、同大学神経学教授を歴任した人です。彼は１８７０年から20年間毎日、サルペトリエール病院で弟子たちとともに病室を回診し、週１回は公開で臨床講義を行ないました。その記録は『神経系疾患の講義』全３巻として出版（１８７２～１８８７年）されます。それは従来の神経学の教科書とは一線を画していました。

それまでも神経系疾患の教科書はいくつか出ていましたが、形式的な分類に終始しており、医療現場の役にはほとんど立っていませんでした。

それに対して、シャルコーの著作は、臨床所見や病理解剖所見に基づき、多数の神経系疾患を明らかにしたのです。これにより神経学の基礎が作られたわけであり、神経内科を独立した一分野、１つの診療科として成立させたのもシャルコーの功績と言えます。

「心」を診療対象にしたフロイト

シャルコーの教えを受けようと、優れた人材がヨーロッパ中からパリに集まってきます。そのなかには、チェコ生まれのユダヤ人ジグムント・フロイト（１８５６〜１９３９年）の姿もありました。

貧しい商人の家庭に生まれたフロイトは、ウィーン大学で医学と人文学を学んだ後、神経疾患の診療にあたっていましたが、奨学金を得られたことから、パリのサルペトリエール病院に留学します。シャルコーのもとで催眠によるヒステリーの治療を学んだ後、ウィーンに戻ると、自身の診療所を開設しました。ところが、そこで診療経験を重ねるうち、少し別の方向へシフトしていきます。人間の心には無意識の領域があり、そこにある葛藤を解放することで、さまざまな神経症状を治療できると思い至ったからです。１８９９年に発表した『夢判断』のなかで、フロイトはその治療理論と方法を「精神分析」と名付けました。

フロイト以前には「心の病」という概念がなく、精神疾患の患者は狂気が宿った人もしくは人格破綻者とみなされ、拘禁が正当化されていました。現在では、薬物療法で症状をかなりコントロールできるようになっています。精神疾患を病気として扱い、治療への扉を開いたのがフロイトなのです。

フロイトは、脳という肉体の一部ではなく、心の世界そのものを研究対象、診療対象としたわけです。これには当時、批判や反対も多くありましたが、弟子入りを志願する者も多くいました。スイス出身のカール・グスタフ・ユング（１８７５〜１９６１年）もその１人でした。

やがてユングはフロイトの支援により、国際精神分析協会の初代会長となります。しかし、１９１３年には理論的な対立からフロイトと決別。無意識状態の潜在意識を理論的に整理した分析心理学を立ち上げ、１９４８年にはチューリッヒにユング研究所を設立し、分析心理学の普及に努めます。精神分析学からの強い影響下に生まれたのが、精神医学における精神療法で、臨床心理学では心理療法と呼ばれています。

この時代には、日本にも榊《さかき》俶《はじめ》（１８５７〜１８９７年）という精神科医がいました。彼は、ドイツ留学中にパリまで足を運び、シャルコーから教えを受けたこともあります。帰国後は帝国大学医科大学の初代精神病学教授となり、精神病、精神衛生、小児精神論、看護法を講じるかたわら、剖検、司法精神鑑定など幅広く活動しました。また、患者看護にあたっては、強迫観念を与えないこと、拘束をしないこと、治療には玩具や音楽も用いること、仕事を与えることなどを推奨して、日本における精神医療の基礎を築き上げました。

時代がぐっと下りますので、余談となりますが、１９７０～１９８０年代には、統合失調症の患者の隔離および入院治療に反対する反精神医学運動が世界的な広がりを見せます。その先鞭をつけたのは、イギリスの精神学者ロナルド・デイビィッド・レイン（１９２７～１９８９年）です。彼の著『引き裂かれた自己』（１９６０年）では、精神病と診断された人間を理解することは可能で、患者を異常だと信じて疑わない周囲の視線が患者の病状をより悪化させたと説きました。発祥の原因を患者の脳ではなく、歪んだ人間関係、とりわけ家族関係の破綻にあるとしたのです。

統合失調症の患者が、収容所や閉鎖病棟から解放されるようになったのは、まさにこの頃ですが、抗精神病薬の登場も同時期だったため、患者の解放が運動の成果なのか、あるいは薬の効果によるものなのか、まだ評価が定まってはいません。

ウィーン文化の主役はユダヤ系

話を19世紀末に戻しましょう。フロイトはチェコの生まれで、ナチス・ドイツによりオーストリアが併合されるまで、人生の大半をウィーンで送りました。この経歴には、当時のヨーロッパ情勢とユダヤ人の置かれた立場が如実に反映されています。

　フロイトが誕生した頃、オーストリアはドイツ統一を巡り、プロイセンと緊張関係にありました。１８６６年に始まる直接対決に敗れると、オーストリアは国家体制をハンガリーとの二重帝国という形に改めることで、難局を乗り切ろうとします。しかし、二重帝国全体で、ドイツ人の占める割合は４～５人に１人程度にすぎません。アジア系を祖とするマジャール人や、チェコ人、スロバキア人などに代表される南スラヴ系諸民族のほうが多数派だったのです。さらに、ウィーンにかぎれば、ユダヤ人の占める割合も、１８６９年の６・６パーセントから、１８８０年には10・１パーセント、さらに１８９０年には11パーセントとみるみる上昇していました。

　これには、１８８１年以降の帝政ロシアで、ユダヤ人を標的とした、ポグロムと称される組織的な略奪と虐殺が繰り返されたことが関係します。ロシア政府は秘密警察を使い、体制に対する民衆の不満の念やエネルギーを、ユダヤ人に転化させるように仕向けていたのです。

　折から近代ナショナリズムの高揚、肌の色によるランク付けや優生学などに代表される似非科学で理論的な装いをした人種主義の拡散もありました。これらの影響から、フランスなどの他のヨーロッパ諸国にも反ユダヤ主義が及んでおり、より安全な地域に移住しようとするユダヤ人が増えていたわけです。
皇帝のフランツ・ヨーゼフ1世（在位１８４８〜１９１６年）がユダヤ人に寛大な政策をとっていたことから、オーストリア・ハンガリー二重帝国の統治下は移住先として好んで選ばれました。

二重帝国の成立前夜、帝都のウィーンは大変貌を遂げていました。人口の増加に対処するため、１８５７年に皇帝が発した大号令のもと、市を囲む大城壁が取り壊され、跡地にはリング・シュトラーセ（環状路）が敷かれます。そして、その道に接して、国立歌劇場をはじめ、ゴシック、ルネッサンス、バロックなどの歴史的様式をおおいに取り入れた多くの建物が建ち並びます。現在のウィーンの原形がほぼ整った形ですが、一見華やかなように見えながら、帝国はいくつもの難題を抱えていました。

マジャール人と同等の権利を求める南スラヴ系諸民族からの突き上げが激しく、農畜産業頼みから産業社会への転換も遅々として進まず、帝国全体としての斜陽は明らかでした。退嬰的で混沌とした空気に包まれるなかにあって、ウィーンなど都市の中心部にだけ、独特の文化運動が開花しました。サロンやカフェを中心とする知識人のあいだで流行ったもので、俗に世紀末文化と呼ばれています。

ウィーンのカフェ・ツェントラールは、作家や自由思想家の溜まり場として賑わい、音

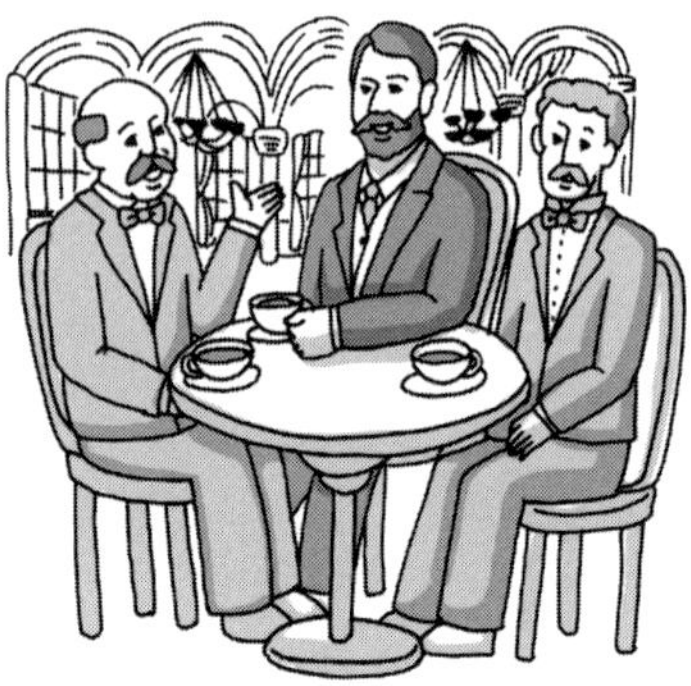

「フロイト君、ご活躍だね」「シュトラウスさんこそ」

楽の世界ではブラームスやマーラー、ヨハン・シュトラウス2世、文学の世界ではペーター・アルテンベルクやフランツ・カフカといったユダヤ系の活躍が目立ちました。戯曲『輪舞』で知られるアルトゥール・シュニッツラーをはじめ、演劇の世界も同様です。ウィーンの世紀末文化は、ユダヤ系抜きには語れません。

１８８９年にオーストリア北部のブラウナウで生まれたアドルフ・ヒトラーが、多感な思春期に差しかかり、画家として生計を立てようともがいていたのは、この世紀末文化が最後の輝きを見せていた時期にあたります。

ウィーン在住のユダヤ人には、現地への同化を志向する者が多く存在していました。皇帝は寛大でも、社会のすべてが寛大とはかぎらず、差別を極力避けようと思えば、ユダヤ人にとってそれがよい解決策と思われたからです。カトリック、プロテスタント、東方正教会を問わず、キリスト教に改宗してドイツ語を母語とする者は、本人としては同化したつもりだったことでしょう。しかし、周囲からはユダヤ系オーストリア人あるいは単にユダヤ系として扱われました。

逆に、社会の側を変えるべきとする声もヨーロッパ各国にありました。ドイツを例にとれば、エドゥアルト・ベルンシュタインというユダヤ人が挙げられます。

ベルンシュタインはドイツ社会民主党の党員でした。ビスマルク政権下で社会主義者鎮圧法が制定されると、活動の場をスイスに移し、さらにイギリスへの亡命を図ります。

そこでマルクスの朋友であるエンゲルスと懇意になり、福祉国家への転換を志向する社会主義団体のフェビアン協会から多大な影響を受け、１８９９年には『社会主義の諸前提と社会民主党の任務』を出版。社会主義の到来を歴史の必然とする史的唯物論を否定し、議会主義を採用する斬新的な社会主義の実現を唱えました。非合法な暴力革命から合法的な手段による社会改良に舵を切ったわけです。その訴えのなかにはもちろん、ユダヤ人差別の撤廃も盛り込まれていました。

時代は下り、１９３３年、ドイツでナチ政権が成立すると、オーストリアでも極右の反ユダヤ主義論調が勢いを増し、１９３８年３月にはオーストリアがドイツに併合されます。

ユダヤ人医師の多くが失職を迫られる状況下、フロイトは自分だけ逃げるわけにはいかないとして、当初はあくまでもウィーンに踏みとどまる覚悟を見せていました。しかし、愛娘が拉致されると決意が揺らぎ、友人知己からの熱心な説得を受けて前言を撤回。英米の友人たちの尽力もあって、同年6月にパリを経てロンドンへ亡命します。その地で、翌年9月に病没するまで、患者の治療にあたるかたわら、執筆活動に精を出しました。世紀末ウィーンの文化人のあいだでは、内面的感情の発露を重視する空気が強く、フロイトの精神分析もそのような潮流の一環として生まれたのでした。

コラム

近代医学の始まり（19世紀）

病気の概念が変わり、克服への期待が高まった

16～18世紀にかけて、多くの人体解剖が重ねられた結果、人体の構造に関する理解が深まりました。そして、病気の原因を体液の不均衡にあるとする古代以来の考え方を払拭して、新しい考え方に変わったのが、この19世紀です。この1点だけでも医学史上、大きな変化とみなすことができます。症状＝病気ではなく、内臓の病変＝病気であると、考えられるようになったのですから。

医療技術も19世紀になってようやく、過去の蓄積のうえに大きな前進が起こるようになりました。

第1に挙げるべきは、麻酔と消毒の発明により、外科手術の安全性が飛躍的に高まったことです。病理解剖の蓄積から内臓に病変が起きていることは予測がつきながらも、それまで実施できなかった内臓領域の外科手術が可能になったのです。

第2に挙げるべきは、病原菌の発見です。治療法がないものでもワクチンなら作れる。

これにより感染症の拡大を防ぐ道が開かれました。

第3は、第4章－3で詳しく紹介した打診法などの診断技術の発明です。また、顕微鏡の発達により、肉眼ではできないミクロの観察も可能になりました。さらに、リトグラフをはじめとする印刷技術の向上により、二次元の紙面でも立体感のある臓器図を表現できるようになりました。

19世紀における医学のこうした発達は、さまざまな希望や期待感を生み出しました。科学には無限の可能性があり、いつの日か必ず、あらゆる病を克服できる日が到来するとの希望であり、期待です。

しかし現実には、これらの発達によって病変の早期発見や治療ができるようになったわけではありませんでした。当時最先端の診断技術を駆使しても、結局のところ患者の死後、解剖をしてみないことには、病気の本体はわかりませんでした。そのためニヒリズムにとらわれる医師も少なくなく、間接聴診法の普及に貢献したウィーンのスコダでさえ、「あらゆる病気に関して確実な治療法がない」とこぼしています。

いうなれば、19世紀の医学はようやくスタートラインに立てたにすぎません。際立った成果が出てきたのは、やっと20世紀末からのここ30年ほどでしょう。人体はそれほどに奥深い世界なのです。

患者さんがどんなに苦痛を訴えても、わからないものはわからない、治せないものは治せない。それはじつは現在でも同じことです。

第5章

戦争が起爆剤という皮肉

1 血液型の発見とユダヤ問題

アメリカへの頭脳流出の典型

安全に輸血できる血液の条件

サイエンスの飛躍な進歩により、救える命が増えたのは朗報でしたが、出産や外科手術には大量の出血が伴うことが多いため、安全な輸血方法の確立も急務とされました。

17世紀のイギリスでは失血させたイヌを別のイヌからの輸血で回復させた例、フランスではヒツジから人の若者に輸血をさせた例がありました。とはいえ、求められているのは人から人への輸血ですので、これらの成功例・失敗例はどちらも参考とはなりません。

人から人への輸血を果敢に試みた例としては、19世紀のイギリスの産科ジェームズ・ブランデル（１７９１〜１８７８年）が挙げられます。彼は分娩時に大出血をした妊婦を救おうと、たびたび輸血を試みましたが、高い確率で激しい副作用が生じたため、輸血の普及にはつながりませんでした。

輸血が成功する場合もあるのですから、輸血という治療法自体に間違いはないはず。謎の答えは血液のなかに隠されている。そう考えた医師は少なくなかったことでしょう。

副作用の原因が血液の凝固にあるところまでは判明しましたが、それが何によって生じるのかを解明するのは容易でありませんでした。

多くの医師が実験や研究を繰り返すなか、１９０１年、ウィーンの病理学研究所で研究助手を務めていたカール・ラントシュタイナー（１８６８〜１９４３年）が大きな発見をしました。血球と血清の組み合わせにより、血球が凝集して血液の凝固が生じる場合と生じない場合があることを突き止めたのです。ラントシュタイナーは、血液が３つの型からなることと、以下の相互関係を見出しました。

■Ａ型の血清は、Ｂ型の血球を凝集させる。

■Ｂ型の血清は、Ａ型の血球を凝集させる。

■C型（現在のO型）の血清は、A型とB型の血球を凝集させる。

さらに翌年には、ミュンヘンの研究者により、どの血液型と組み合わせても凝固しない血清を持つ第4の血液型（現在のAB型）が見出されました。

ラントシュタイナーによる血液型の発見は、のちに正当に評価され、1930年にはノーベル生理学・医学賞を受賞します。しかし、安易に人体実験が行なえなかったためか、これらの発見が臨床医から評価されるまでには10年以上の歳月が必要でした。

遠隔地での輸血を可能にした抗凝固剤

ところで、血液には身体から取り出すだけでも凝固する性質があるため、当初の輸血はもっぱら人から人へ直接行なう必要がありました。

平時であれば病院で行なえばいいのですが、戦争となれば、そうはいきません。負傷兵を設備の十分整った病院まで運ぶ余裕がなく、前線すぐ近くの仮設の野戦病院で輸血する事態を想定する必要がありました。血液の凝固を防ぐのに適した添加物の発見が急がれたのです。

動物実験ではシュウ酸やクエン酸が使用されましたが、人の血液ではうまくいきませんでした。第一次世界大戦が勃発した１９１４年になってようやく、ベルギーのアルベール・ユスタン（１８８２～１９６７年）により、クエン酸ナトリウムを血液に加えて輸血に成功した事例が報告されます。翌年にはアルゼンチンのルイス・アゴーテ（１８６８～１９５４年）とアメリカのリチャード・ルイソン（１８７５～１９６１年）が、同じ方法を独自に開発して発表しました。

第一次世界大戦は、ヨーロッパのほとんどの国とオスマン帝国を巻き込んだ大規模な国際紛争でした。アメリカもモンロー主義と称される孤立主義を一時的にとり下げ、１９１７年4月、英仏などの連合国側に立って参戦します。

アメリカ陸軍の軍医オズワルド・ホープ・ロバートソン（１８８６～１９６６年）は、クエン酸ナトリウムを抗凝固剤として用いるという開発されたばかりの方法を採用します。これであれば血液を2～3週間まで保存することが可能だったからです。そして、この試みは想定どおり成功しました。

アメリカでのこのときの報告をもとに、スタンダードな抗凝固保存液の処方の開発が進められました。１９３７年に報告されたＡＣＤ液と、１９５７年に報告されたＣＰＤ液が、現在でも広く用いられています。

１９３７年には、輸血のために血液を摂取・保管する血液センターが、シカゴのクック・カウンティ病院に設立され、「血液銀行」と名付けられました。

時代は下って戦後になりますが、日本でも１９５２年に、日本赤十字社が保存血液の製造・提供の事業を始めました。しかし、血液の採取は民間に委託されたため、血液提供者に報酬を支払う売血制度がとられました。最下層の庶民が自分の血を売ることで生をつなぐ社会だったわけです。

ところが、１９６４年、アメリカの駐日大使エドウィン・ライシャワー（１９１０〜１９９０年）が暴漢に襲われて大量出血した際、緊急の輸血をしたところ、Ｂ型肝炎に感染するという事件が起こります。

日本ではこれを機に輸血体制の全面的な見直しが図られ、１９６９年には売血を停止。献血システムを日本赤十字社に一元化したうえ、献血の無償化が定着するようになります。

その後、医療技術の発達により、通常の外科手術では出血が減り、手術用輸血の需要も大幅に減りました。

それでも献血は継続され、不足が叫ばれることもよくあります。現在ではほとんどの場合、献血で採取された血液はそのまま第三者に輸血されるのではなく、血液製剤の材料として利用されているのです。

輸血用の血液製剤は、全血製剤と成分輸血の2つに大別できます。献血で採取した血液に血液保存剤だけを加え、すべての成分を含んだものが全血製剤で、特定の成分を抽出したものが成分輸血です。その患者にとって不必要な成分を輸血すると、心臓や腎臓などの循環器系への負担が重くなるため、現在では全血製剤を用いる例は稀です。患者の容体を見ながら、赤血球成分製剤と血漿成分製剤、血小板成分製剤の3つを使い分けるやり方が一般化しています。

多くのユダヤ人がオーストリアに集中

血液型を発見したラントシュタイナーは、ユダヤ人でした。ウィーンの世紀末文化においてユダヤ人が欠かせない役割を担ったことを前章で紹介しましたが、当時のオーストリアには、巨大なユダヤ人コミュニティーが存在していたのです。

彼らの歴史を語るには、13世紀までさかのぼらねばなりません。

当時のカトリックでは利息を禁じていたため、金融業は異教徒の手に委ねねばなりませんでした。同時にその頃のヨーロッパでは、宗教的な理由による反ユダヤ主義が吹き荒れていました。ユダヤ人は土地を所有することやキリスト教徒を雇用することの禁止、特定の色・形の衣服・帽子の着用、特定の目印の表示など、さまざまな差別を被っていたのです。

それだけ規制されては、できる商売は小規模な商業や金融業くらいしかありません。ユダヤ教でも利息は禁止されていましたが、顧客が異教徒であれば問題ないとの解釈のもと、金融業は彼らの独壇場と化します。顧客が異教徒であれば罪悪感も薄れたのか、ひじょうに高い利息を課す者もいました。

金融業にかぎらず、ユダヤ人は商売で成功する者が多く、その経験の積み重ねと彼ら独自のネットワークが莫大な富を生み出すことは周知されていました。しかし、救世主キリスト殺害の民としてユダヤ人を嫌悪する者が多かったため、ヨーロッパ各地の君主の対応は分かれました。

一度は追放令を出しながら、市の財政が破綻すると撤回して、好条件でのユダヤ人招聘を行なったところもありました。朝令暮改で長期のビジョンを持たない君主が多いなか、ポーランドだけはユダヤ人に好意的な君主が続いたため、13世紀以来、ポーランドに移住するユダヤ人が増え続けました。ポーランドの君主がハンガリーやウクライナの君主を兼ねた時期には、それらの地域でもユダヤ人の移住が進みます。

ところが、18世紀末に強行された2度に及ぶポーランド分割の結果、ユダヤ人のコミュニティーはプロイセン、オーストリア、ロシアの3大国に引き裂かれることとなりました。それまで縁の薄かったオーストリアも、ポーランド南部とウクライナ西部を併合したことで、多くのユダヤ人を抱えることになったのです。

ナチスから逃れる人が急増し、教授職が半減

オーストリア・ハンガリー二重帝国の皇帝フランツ・ヨーゼフ1世（1830〜1916年）は、ユダヤ人に対して寛大な姿勢に終始しましたが、当時のヨーロッパではフランス発の近代ナショナリズムや人種主義、イギリス発の社会ダーウィニズムや優生学などが重なり、人種を理由とした反ユダヤ主義思想が広がりを見せていました。

1895年には、ウィーン市議会選挙で反ユダヤ主義を掲げる社会民主党が過半数を獲得。党首のカール・ルエーガー（1844〜1910年）が市長に選出されました。皇帝の拒否権発動によってのびのびになりながらも、1897年には市長への就任を果たします。ナチス・ドイツによって併合される前から、オーストリア社会はかなり危険な状態になりつつあったのです。

居心地の悪さもあってか、血液型の発見という偉大な功績を挙げたラントシュタイナー

も、１９２２年にアメリカのロックフェラー医学研究所から誘いを受けると、迷うことなく渡米します。研究員としてアメリカにとどまり、２度とオーストリアへ戻ることはありませんでした。

居心地の悪さを感じていたのはラントシュタイナーだけでなく、ハンガリー・ブダペスト出身のテオドール・ヘルツル（１８６０～１９０４年）も同じでした。ジャーナリストになったヘルツルは取材でフランスに滞在中、ドレフュス事件に遭遇します。

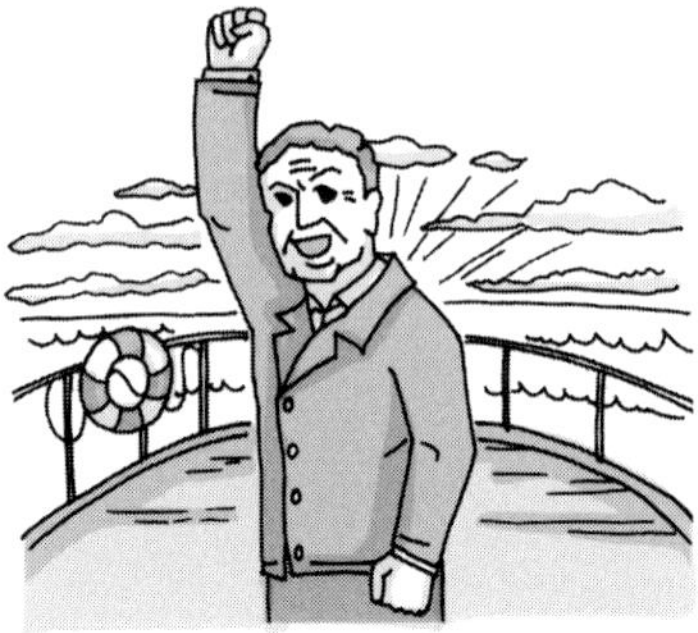

「脱出成功！　自由の国アメリカに行けるぞ」

フランス・イタリア合作映画『オフィサー・アンド・スパイ』（２０１９年）はこの事件を題材にした作品です。事件は、ユダヤ系のフランス陸軍大尉アルフレッド・ドレフュス（１８５９～１９３５年）がスパイとして告発されることに始まります。明らかな冤罪でした。

人権の先進国であるはずのフランスでさえその有様で、帝政ロシアでは依然としてユダヤ人を標的とした略奪・破壊・殺戮行為、いわゆるポグロムが繰り返されていました。現実の脅威を目の当たりしたことで、ヘルツルは危機感を共有するユダヤ人らとともに、シオニズム運動を開始します。ユダヤ人が主権者として安心して暮らせる民族的郷土の構築

ハイデルベルク大学医学部の教授数の変遷

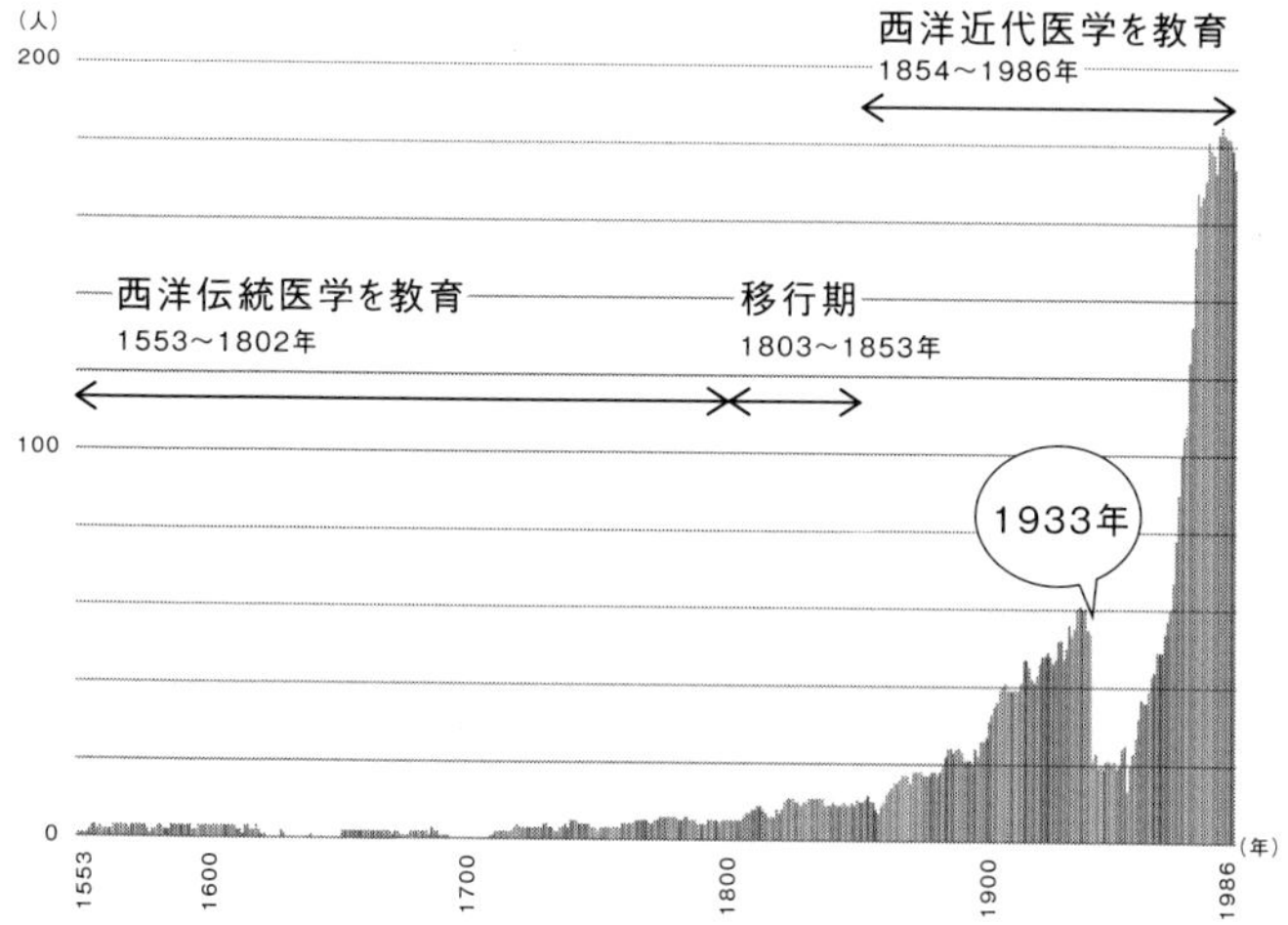

“Heidelberger Gelehrtenlexikon”(1986-2009)に基づく

を目指す運動です。

当初は場所を選ばず、イギリス政府から提案のあったアフリカ大陸中東部のウガンダとする案で決まりかけますが、現地調査の結果、没に。やはりパレスチナしかないとする案がありながら、7世紀以来アラブ人の土地と化し、現にオスマン帝国の版図内にあるパレスチナに建国するなど夢物語とする声のほうが強く、ユダヤ人の足並みはなかなか揃いませんでした。

移住先としていちばん人気のあったのはアメリカでしたが、折悪くアメリカが非白人、非キリスト教徒の移民規制に転じたことから、次善の策であったパレスチナを選ぶユダヤ人が少しずつ増えていきます。

けれども、生まれ育った地に生活基盤を

築いた者、移住費用の捻出できない者などはなかなか腰を挙げることができず、ユダヤ人の移住の波が本格化するのは、ドイツで最初にナチ政権が成立した1933年以降になります。

1933年が分岐点となったことは、ドイツ南西部のハイデルベルク大学医学部の教授リストからも、はっきりと見て取れます。それまで50～60人いた教授職の人数がこの年を境に半分以下になっているからです。ハイデルベルク大学だけでなく、ドイツとオーストリアの大学すべてで起きた現象でした。教授職が半減とは、医学分野におけるユダヤ人の貢献がどれだけ大きなものであったかを象徴する数と言えます。

2 スペイン風邪と第一次世界大戦

戦争終焉を早めたパンデミック

大戦の全戦死者を上回る死者数

1914年7月に始まる戦争は、人類が初めて経験する世界的規模の戦争になったことから、第一次世界大戦と呼ばれます。兵員不足を補うため、植民地からの大量動員も行なわれたため、アジア、アフリカ、オセアニア地域の住民たちも当事者となったのです。

戦車や地雷、毒ガス、上空からの爆撃など、殺傷力の高い兵器が数多く登場したこともあって、人的損害は過去のどの戦争よりも多く、戦死者1600万人、戦傷者2000万人以上といわれています。

なんとも悲惨な出来事ですが、じつはこの大戦と重なる時期に、大戦中の全戦死者を上回る死者を出したパンデミックが起きていました。それが、「スペイン風邪」と通称されるインフルエンザの大流行です。

最初に確認されたのは、１９１８年３月、米カンザス州のファンストン基地でした。同基地から出征した兵士たちによりヨーロッパにもたらされ、翌月には西部戦線でも確認されます。第１波は比較的軽微でしたが、同年８月に始まる第２波は致死率が高く、感染者の多くは発症から２日後に死亡してしまいます。そのほとんどが20〜40代の壮年層でした。このパンデミックが、大戦の終結を早めたと言っていいかもしれません。

大戦が終わり、それぞれ帰還の途に就くとともに、スペイン風邪が世界中に拡散して、それから数年のうちに、全世界で２５００万人以上の命が奪われました。日本でも約39万人、インドでは少なくとも約１２５０万人といいますから、計上されていないものを含めると、実際の病死者数は５０００万人近くに及んでいたかもしれません。

ウイルスの解明はまだ始まったばかりだった

スペイン風邪の病原体は、バクテリア（細菌）ではありませんでした。遺伝情報であるＲＮＡを内部に有しながらも、生物の基本単位である細胞構造は有さず、生き物とは言い切れない代物だったのです。その病原体は、「ウイルス」と名付けられました。

19世紀末にバクテリアが発見されたとき、これを抑え込めば、人類はあらゆる感染症から解放されると思われました。ところがすぐ、感染症の病原体のなかにバクテリアでないものがあることがわかり、淡い期待が打ち砕かれます。

ウイルス発見への突破口を開いたのは、ロシアの微生物学者ドミトリー・イワノフスキー（１８６４～１９２０年）です。

ときにロシア南部では、タバコの葉にモザイク状の斑点を作り、成長を阻害する植物の感染症が発生していました。現地調査にあたったイワノフスキーは、感染したタバコの葉の圧搾液が、素焼きフィルターを通してなお感染力を有することに気づきます。

オランダの微生物学者マルティヌス・ベイエリンク（１８５１～１９３１年）は１８９８年、その病気の因子が細胞内でのみ増幅することを観察し、「伝染性の生きた液体」と呼びました。これがウイルスの発見です。

同年中にドイツのフリードリヒ・レフラー（１８５２〜１９１５年）とパウル・フロッシュ（１８６０〜１９２８年）によって、牛などの家畜の口蹄疫の病原体が、細菌よりも微小であることが発見されます。これが、動物ウイルスの最初の発見例で、以降、新種ウイルスの発見が相次ぎます。人間にも感染することがわかった最初の例は、日本の野口英世（１８７６〜１９２８年）の命を奪ったことでも知られる黄熱ウイルスでした。

現代との最大の違いはワクチンの不在

インフルエンザは１９１８年になって突如出現したものではなく、19世紀中頃までに6回、それと疑われるパンデミックが発生しています。

インフルエンザと断定できるもっとも古い例は、１８８９年から翌年にかけて、ロシア統治下にあった中央アジアのブハラで発生したもので、鉄道を介してヨーロッパに、船舶を介してアメリカに広がり、全世界で約１００万人の命を奪っています。

インフルエンザは、ブタや鳥に始まるものであっても、人間に感染する場合があります。とくに空を移動する鳥には国境など関係ないため、鳥による感染拡大は防ぐのが困難です。感染した鳥が養鶏場や養豚場に紛れ込めば、たちまち感染が広がり、大量の殺処分を余儀なくされます。その肉を食べた人間が感染しないともかぎらないからです。

通常は飛沫により、呼吸器に感染します。A型とB型の2種類があり、本来の感染力は低いのですが、とくにA型で変異種が現れたときに、パンデミックが生じます。

症状は鼻汁や咳、咽頭痛などの呼吸器に始まり、発熱、頭痛、筋肉痛、倦怠感などの全身症状に転じます。

スペイン風邪が流行した1918年当時が現在ともっとも大きく違うのは、ワクチンがなかったことです。さらに、効き目のある医薬品もありませんでした。初期症状から重篤化までの時間が短く、老人や体力のない人だけでなく、壮健な若者もバタバタ倒れていきました。

重篤化する人とそうでない人を分かつ基準もわからず、今回の新型コロナの流行当初と同じく、世界中に恐怖感が蔓延したはずです。

将来のある人材が若くして亡くなるのは、大変な社会的な損失と言えましょう。また、誰が感染して重篤化するか知れない不条理は、例えるならロシアンルーレットに強制参加させられるようなものです。すべてに効く特効薬はなく、あるのは解熱剤のような個別の症状に対する治療薬のみ。重篤化した場合、助かるかどうかは当人の体力と運次第でした。幼児にかぎれば、インフルエンザ脳炎やインフルエンザ脳症といった合併症の恐れもありました。

コレラや赤痢であれば、飲食物に気をつければいいのですが、インフルエンザや結核は防ぎようがありませんでした。

このスペイン風邪の流行時も今回の新型コロナと同じく、奨励された予防策は「マスクの着用とこまめな手洗い」のみ。当時の広告も残っていますが、ちょうどこのとき、１８８７年創業のアメリカのヘルスケア会社ジョンソン・アンド・ジョンソンが、それまでの外科用マスクの技術を応用し、「感染予防」を謳った一般用マスクの大量生産を始めています。

インフルエンザウイルスは変異するので厄介

有効な治療法がなければ、ワクチンの開発を進めるしかありません。それには、ウイルスを特定する必要があります。

１９２０年代には大きな研究成果は見られませんでしたが、１９３１年、アメリカのリチャード・ショープ（１９０１～１９６６年）がブタのインフルエンザウイルスの分離に成

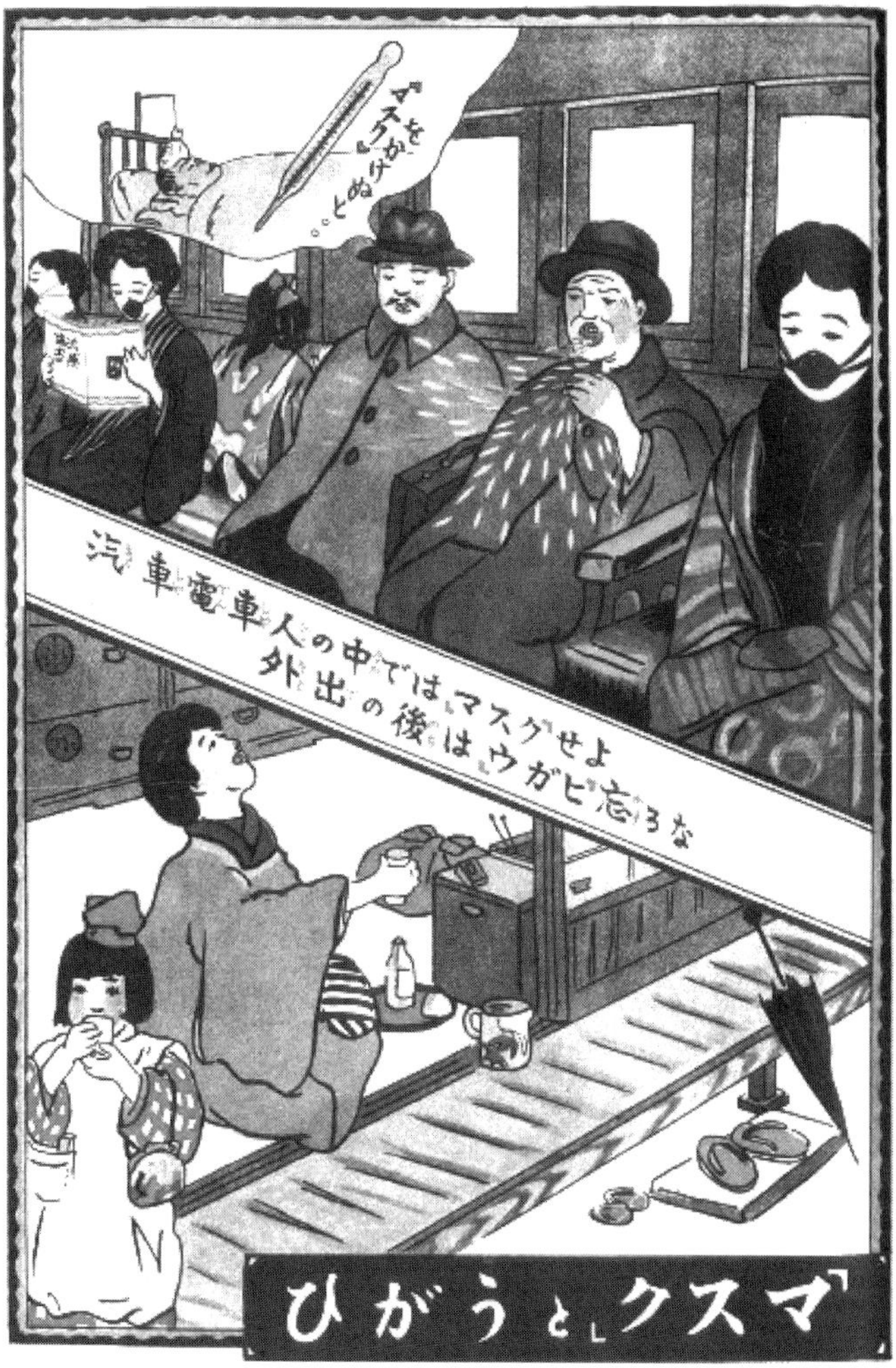

スペイン風邪流行時のポスター
［内務省衛生局編『流行性感冒』1922年3月、国立保健医療科学院図書館所蔵］

功したことで事態が動きます。１９３３年にはイギリスのウィルソン・スミス（１８９７～１９６５年）、クリストファー・アンドリュース（１８９６～１９８８年）、パトリック・レイドロウ（１８８１～１９４０年）の３人が、人間のインフルエンザウイルスの分離に初成功し、そのウイルスはＡ型と命名されます。その後、別の研究者によって１９４０年に分離されたものはＢ型、１９４９年のものはＣ型と命名されました。

ひとたびワクチンができたからといって、インフルエンザの恐怖から解放されたわけではありません。他の多くの感染症であれば、一度かかると抗体ができて生涯免疫になり、一度の予防接種が生涯有効となるのですが、インフルエンザウイルスは変異を重ね、以前のワクチンが無効化されますから、そのたびに新たなワクチンを開発しなければならないのです。

次はどんなものが流行するかを予想して、それに対するワクチンを製造する。まともなデータもない状況下の予測ですから、はずれることもあり、重症化する人数を減らせただけで、よしとされました。

ちなみに、日本でインフルエンザワクチンの集団接種が始まったのは、１９６２年のことです。１９９４年からは任意接種に変わっています。

抗インフルエンザ薬のノイラミニダーゼ阻害剤が開発されたのは、ずっと時代が下った

20世紀末です。21世紀に入って経口剤のタミフル、吸入剤のリレンザ、イナビル、静注《じょうちゅう》剤《ざい》（静脈内に注射する薬）のラピアクタなどが次々と実用化されますが、これらの治療薬はどれも組織的に開発されましたので、どの時点をもって開発とすべきか、よくわからないというのが実情です。同じ理由から、特定の個人を挙げて、この人の功績と断定することもできません。これは抗インフルエンザ薬にかぎった話ではなく、20世紀後半以降の医薬・製薬業界全体に共通する傾向です。

電子顕微鏡の導入でワクチン開発が加速

ワクチンの開発には、病原体を特定するだけではなく、それを純粋培養する技術も必要でした。黄熱病に野口英世が挑み、成功したのは、多くの人がご存じでしょう。日本脳炎においては、１９３５年に林道倫《みちとも》が人間の感染脳から初めてウイルスを分離することに成功しています。戦後、ワクチン開発も成功し、１９２４年に６１２５人いた日本脳炎の患者が、１９７２年には１００人前後にまで減少しました。予防率１００パーセントとまではいかないものの、ワクチンの効果は明らかでした。

ワクチン開発において大きな画期となったのは、１９３８年に始まる電子顕微鏡の導入です。これによりウイルスの大きさや構造が明らかとなり、ウイルス本体への理解が深まるようになったのです。

遺伝子を作る物質には、壊れやすいＲＮＡ（リボ核酸）と比較的安定しているＤＮＡ（デオキシリボ核酸）の２種類があります。

英ケンブリッジ大学の２人の科学者、ジェームズ・ワトソン（１９２８年〜）とフランシス・クリック（１９１６〜２００４年）が、ＤＮＡとはデオキシリボースとリン酸からなる二重螺旋構造であり、含有する塩基はアデニン、グアニン、チミン、シトシンの４種類であること、これらの配列によりたんぱく質のアミノ酸配列が決定されることを発見、１９５３年４月発表の論文で明らかにしました。

この発見により、ウイルスの発見とワクチンの開発に拍車がかかります。二重螺旋構造や塩基の配列といった遺伝子の設計図を手に入れたことにより、紛れ込んだ異質なものの特定が容易になり、それを除去する方法も見つけやすくなったからです。

たとえばポリオの研究では、すでにアメリカの微生物学者ジョン・フランクリン・エンダーズ（１８９７〜１９８５年）が、ポリオウイルスを神経以外の組織で培養することに成功するなど、ワクチン開発に王手をかけていました。そこに、同じくアメリカのジョナス・ソーク（１９１４〜１９９５年）によって、いわゆるソークワクチンが開発され、この功績を認められた彼は、１９５４年にノーベル生理学・医学賞を受賞しています。

しかし、スペイン風邪の流行は、これらの発見・開発以前だったため、人類は感染症に対してまったく無力でした。そのため、第一次世界大戦の戦死者を超える犠牲者を出し、戦争の終焉を早めるほどの猛威を振るったのです。

さらに、第一次世界大戦の講和条約では、敗戦国ドイツに課せられた賠償金があまりに巨額だったため、ドイツは連合国側への復讐心を大変募らせることになりました。それが、こののちにナチスの台頭を許した一因です。

じつは戦勝国のうちアメリカのウッドロウ・ウィルソン大統領（在任１９１３〜１９２１年）は、ドイツに過酷な賠償を求めることに反対でした。ところが、彼は急病に倒れ、会議の主導権を強硬派の英仏に委ねざるを得なかったのです。

ウィルソンを襲った病、それもまたスペイン風邪でした。

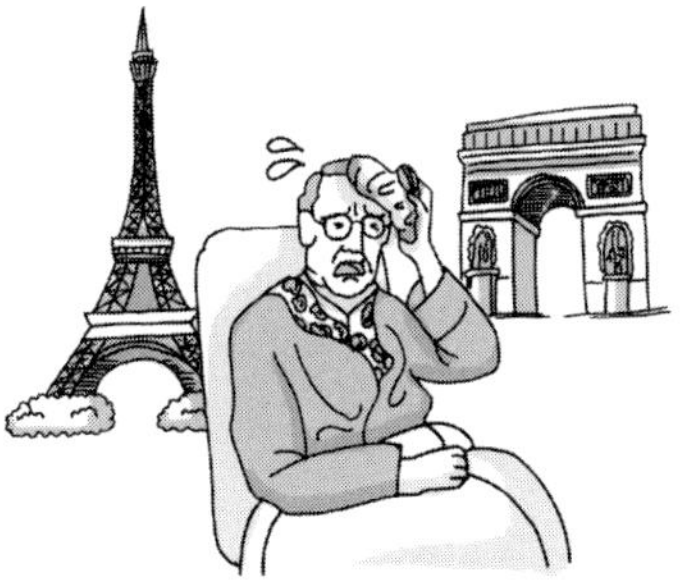
「スペイン風邪のせいで、反論する気力が……」

3 抗生物質と第二次世界大戦

連合国軍を救ったサルファ剤とペニシリン

サルファ剤で命をとりとめたイギリス首相チャーチル

19世紀頃までは、人が感染症にかかったり、戦場で負傷したりすると、死んでしまうことがとても多かったのです。それでも息を引き取るまでには一定の時間があるので、何かよい手だてがあれば命を救えたかもしれないのにと、看護や付き添いにあたる人の多くが無念を抱いたはずです。人々のそうした思いに応えるべく開発が進められたのが、抗菌薬であり抗生物質でした。

病原菌をピンポイントで死滅させる抗菌薬が、本格的に使用され、多くの感染症が克服されるのは、第二次世界大戦以後のことです。

ただし、これには前史があります。コッホの伝染病研究所で学んだ者たちが、コッホの名を汚さないよう研鑽を重ね、次々と成果を出していました。北里柴三郎による破傷風の抗毒素を用いての免疫血清療法の確立（１８９０年）や、フランクフルトの血清研究所所長パウル・エールリヒ（１８５４〜１９１５年）と秦《はた》佐《さ》八郎《はちろう》（１８７３〜１９３８年）との共同によるサンバルサンの発見（１９１０年）などです。

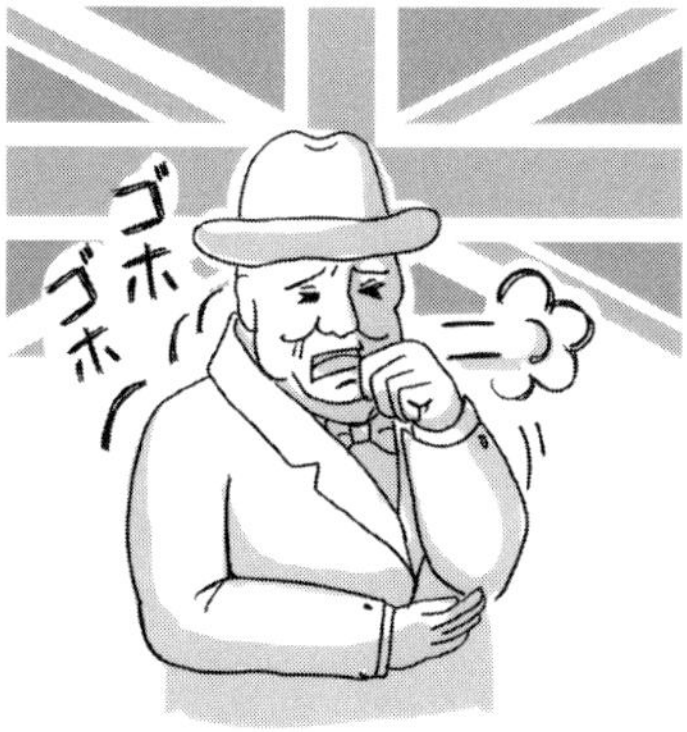

「新薬を試してみるか」

サンバルサンは、梅毒スピロヘータ感染症の特効薬として多くの人を救いました。しかし、梅毒以外には効果がなく、ヒ素を含むため副作用が強いこともネックでした。

そのため、ドイツの巨大化学企業ファルベンの医薬研究部門で研究が重ねられた結果、硫黄を含むある化合物が抗菌作用を持つことがわかり、１９３５年、プロントジルの名で発表されました。プロントジルはそのままでは無効で、体内で分解後に生じる成分が有効なことが、後になって明らかにされます。

スルホンアミド基を含む化学療法剤はサルファ剤と呼ばれました。その効果は、重度の肺炎を患ったウィンストン・チャーチル首相や急性副鼻腔炎で瀕死の状況になったアメリカ大統領ルーズベルトの子息の一命を救ったことで、一躍世界中に知れわたりました。もしこの2人、とくにチャーチルがここで命を落としていたら、歴史が変わっていたかもしれません。

ナチスから逃れたユダヤ人がペニシリン抽出に成功

サンバルサンとサルファ剤はどちらも化学合成された化学療法剤です。しかし、次に登場する抗生剤はそれらとはまったく異質で、その発見も偶然の産物でした。発見者はイギリスのアレクサンデル・フレミング（１８８１〜１９５５年）で、発見された抗菌物質はペニシリンと命名されます。

ロンドンの聖メアリー病院医学校の医師フレミングは、バクテリアの培養実験に失敗した後、サンプルを廃棄せず、そのまま放置していました。単にズボラだったのか、忙しすぎて忘れたのかは定かでありませんが、フレミングは後日、培養皿に混入した青カビがブドウ球菌の繁殖を阻んでいることに気づきます。そして1929年、青カビの産生する抗菌因子をペニシリンと名付けて発表しました。

ところが、壊れやすい物質であるため、製品化されるまでが一筋縄ではいきませんでした。結局、ペニシリンの抽出に成功したのは、オックスフォード大学の生化学者エルンスト・ボリス・チェイン（1906〜1979年）、人間の患者に投与してペニシリンの効果を実証したのは、同じ大学の病理学者ハワード・フローリー（1898〜1968年）でした。

ペニシリンの発見から実用化までの流れが、この3人の巧みなリレーによるものとして、1945年には3人揃ってノーベル生理学・医学賞が授与されています。

ペニシリンの抽出に成功したチェインは、ドイツのベルリン生まれで、父はユダヤ系ロシア人、母はドイツ人でした。当人はユダヤ系ドイツ人という自覚でいても、ナチ党の基準に照らせばドイツ在住ユダヤ人とみなされる状況は、これまで述べてきたとおり。チェインも反ユダヤ主義のプレッシャーを軽視するわけにはいきませんでした。

1932年には物理学者のアインシュタインが訪米のためドイツを離れ、以降二度とドイツへ戻ることはありませんでした。チェインもドイツで安全に暮らすことは無理と判断して、イギリスへの移住に踏み切ります。第5章－1で、1933年よりドイツやオーストリアからの頭脳流出が加速したことを述べましたが、チェインの移住もこの年のことでした。のちにペニシリンが多くの負傷者を救ったことを考えると、ドイツにとっては惜しい頭脳流出だったはずです。

死者を桁違いに減らし、連合国軍勝利に貢献

さて、実用化の次なるステップは、量産化です。簡単なようでいて、じつはこれも高いハードルでした。成功した場合の利益は途方もありませんが、失敗したときの損失も大きく、やるからには社運を賭けるほどの覚悟が必要だったからです。

第二次世界大戦の勃発により、抗菌剤の需要は桁違いの伸びを示していました。しかし同時に、医薬品の需要全般も伸びていましたから、イギリスではどの会社も投機的な新規事業への参入に及び腰でした。やがてイギリスとドイツが開戦して、イギリス本土への空襲が開始されると、イギリス国内での生産は絶望的となります。

ここで動いたのが、フローリーでした。オーストラリア出身の彼はフットワーク軽く、友人知己の多いアメリカに赴きます。製薬会社の役員や科学者、役人などのあいだを精力的に売り込んでまわったところ、1891年設立のメルク、1887年設立のスクイブ、そして1849年設立のファイザーが開発に手を挙げました。

このうちファイザー社が試行錯誤の末、１９４４年、深底タンク発酵技術を利用することでペニシリンの量産化に成功します。ノルマンディー上陸作戦時に連合軍が携帯したペニシリンの9割、その後終戦までに連合軍が使用したペニシリンの半分がファイザー社製で占められ、多くの生命を救いました。死者を桁違いに減らすことで、連合国側の勝利に大きく貢献したのです。

ところで、ペニシリンの発見者であるフレミングは一日も早い実用化を願い、あえて特許を取得しませんでした。研究データが公開されていたのですから、どこの国の誰にでも開発のチャンスはありました。

ドイツ経由で資料を入手した日本でも、１９４４年2月から青カビの収集が開始されていました。口火役を担ったのは陸軍軍医の稲垣勝彦です。稲垣の奔走が軍上層部を動かし、ドイツまで潜水艦を派遣。同盟国であるドイツで可能なかぎりの情報を集め、同じく潜水艦で持ち帰らせたのでした。森永製菓と萬有製薬の協力のもと、同年12月にはペニシリンの製造に成功します。完成したペニシリンが緑色をしていたことから、「碧素《へきそ》」と呼ばれました。碧素は、軍での使用が優先されましたが、１９４５年の東京大空襲では、わずかながら救護班でも使用されました。

抗菌剤は人類の感染症克服に不可欠

ペニシリンは、外傷や結核だけでなく、肺炎、梅毒、猩紅熱、気管支炎にも効果的でした。

ペニシリンの発見が契機となり、自然界から新しい抗生剤を探す調査が精力的に行なわれ、抗生剤のレパートリーが増えていきます。

なかでも特筆すべきは、結核に有効な初めての抗生剤ストレプトマイシンです。これは1944年、ウクライナ出身の微生物学者サルマン・アブラハム・ワクスマン（1888〜1973年）により発見されました。

戦前までの日本では、結核が死亡原因の第1位でした。しかし終戦後、ストレプトマイシンの普及に伴い、死亡率が急速に低下し、1950年頃からは、死亡原因の第1位を脳卒中に譲ります。

ストレプトマイシン以外にも、さまざまな微生物から抗菌物質が次々と見出され、それに化学合成を加えた抗菌剤も多数製品化されました。これによりほとんどの感染症が治療可能となり、人類は感染症の克服に大きく近づいたのです。

抗生剤の開発と普及は、感染症の制圧に極めて有効でしたが、重大なマイナス面もありました。抗生剤に対して耐性を持つ病原菌の出現です。抗生剤の過剰な投与が招いた必然の成り行きです。

それに対して最後の砦といわれているのが、細胞壁合成阻害薬のバンコマイシンです。とはいえ、バンコマイシンすら効かない病原菌がすでに発見されており、より強力な抗菌剤開発とそれすら効かない病原菌誕生とのイタチごっごは、これからも永遠に続くのかもしれません。

4 ペースメーカーと東西冷戦

東側指導者の命を支えた西側の最新技術

自らの心臓でカテーテルを試した若き研修医

20世紀の医療技術は、臓器の不調を薬で治すか、悪い部分を切除して治すかというところまで到達しました。ここまでくれば、さらに欲が出てきても不思議ではありません。衰えた臓器を補完するためになんらかの装置を体内に埋め込む、もしくは衰えた臓器を取り除き、別人の健康な臓器を移植する技術の開発です。

臓器の不調はどれも生命の維持を危うくしますが、なかでも重要な機能をつかさどるのが心臓です。

心拍と呼吸が停止した状態を心肺停止といいます。「心肺停止＝人の死」ではなくとも、10分以内に救命措置をとらなければ、ひじょうに高い確率で死に至ります。心肺の規則正しい働きはそれだけ重要なのです。

心臓病のなかでもとりわけ怖いのは狭心症や心筋梗塞で、血液の筋肉に血液と酸素を送る冠動脈が何かで詰まるか狭くなることで起こります。

その検査と治療には、カテーテルと呼ばれる医療用に用いられる柔らかい管を体内に差し込み、心臓近くまで進めることが不可欠です。しかし、理論上では可能とわかっていても、いざ実践となると誰もが尻込みをしました。

成功例はおろか失敗例もなかったのですから、理論どおりに実験を進めても、施術中にイレギュラーなことが1つでも起これば、どう対処してよいかわからないからです。対象が心臓ですから、失敗は被験者の死に直結しかねません、そのため、ベテランの医師でさえ怖気づきました。

しかし、ドイツ・ベルリン大学卒の若手医師ヴェルナー・フォルスマン（1904～1979年）だけは違いました。彼は国家試験に合格したばかりの研修医だったのですが、「カテーテルを馬の血管から心臓に挿入し、血圧を測った」という記録を医学書に見つけるや、好奇心が恐怖心を上回りました。

研修医としてベルリン郊外の小さな病院に勤めていた彼は、とりあえず上司に実験を相談しますが、あっさり却下されます。支持者も得られませんでした。

しかし、それでもフォルスマンはあきらめず、看護師１人の協力を得て、自らを被験者とした実験に取りかかります。

自分の腕の静脈からカテーテルを挿入し、もう片方の手で65センチほど進め、Ｘ線撮影でカテーテルが心臓に達していることを確認。１９２９年に医学雑誌でこれを発表します。

誰も成しえなかった偉業を達成したわけですが、彼をそう称える声は皆無で、浴びせられたのは「危険で無価値」とする批判の声ばかり。指導教授からも、「まるでサーカスの見世物だ！」と罵倒される始末でした。研究室から見放されたフォルスマンは失意のうちに大学も去り、地方の開業医として静かな生活に入ります。

けれども、フォルスマンの身体を張った実験がこのまま埋もれてよいはずはありませんでした。アメリカのコロンビア大学で呼吸器生理学の研究を進めていたアンドレ・クールナン（１８９５～１９８８年）とディキンソン・リチャーズ（１８９５～１９７３年）は、改良を施したカテーテルで、心臓や肺動脈内の血圧や酸素含量の測定に成功します。こうしてカテーテルを用いた血管造影法は、１９４０年代からやっと、心臓をはじめとする各種臓器の検査に広く用いられるようになりました。

これにより、フォルスマンも心臓カテーテル法の先駆者として脚光を浴び、１９５６年にはクールナン、リチャーズとの３人でノーベル生理学・医学賞を受賞します。同じ頃に心臓までカテーテルを通した医師は他にも複数いたらしいのですが、証拠となるＸ線撮影をしていたのがフォルスマンだけだったため、彼に第１号の栄誉が与えられたのです。周囲から異常と見られても臆せず、探求心をとことん貫いたからこその栄誉でした。

心臓カテーテル法にかぎらず、20世紀後半には、循環器系のさまざまな医療技術が開発され、数多くの生命が救われるようになりました。

心臓に多い疾患としては、不整脈、狭心症、心筋梗塞などが挙げられます。

不整脈とは、心臓の拍動が不規則もしくは拍数が異常になる状態で、主に刺激伝導系の障害により生じます。めまいや失神など心不全の症状を起こすようになったら重症です。治療法には現在、心臓ペースメーカーが用いられています。

狭心症と心筋梗塞はどちらも、冠状動脈の動脈硬化によって心筋の血流量と酸素供給が低下するために生じる疾患です。これらは生命の危険に直結します。血管をつなぎ直すバイパス手術が開発され、また、カテーテルを用いたバルーン血管形成術（バルーンのついたカテーテルを冠状動脈の狭くなった部分に入れて広げる）や冠状動脈ステント（金属製の網目状の筒を冠状動脈の狭くなった部分に入れて広げる）などの治療も広く行なわれています。

アメリカから命綱を取り寄せたブレジネフ

日常を送っているなかで、誰がペースメーカーを使用しているかわかりませんが、現代史を顧みれば、国家や国際社会の指導者層に使用者の多かったことがわかります。レオニード・ブレジネフ（１９０６〜１９８２年）は、東西冷戦の時代に一方のトップを務めた権力者です。１９６４年から18年間、ソ連の最高指導者でありました。

第二次世界大戦はファシズム陣営の敗北に終わりましたが、終戦から数年後には東西冷戦が始まりました。ヨーロッパも二分され、ドイツは国が二分、さらにドイツの首都であるベルリンも東西に二分されてしまいます。朝鮮半島も南北に二分されました。アメリカをトップとする西側陣営とソ連をトップとする東側陣営が直接対決を避けながら、第三世界で代理戦争をし、世界中で諜報戦を展開する時代が続いたのです。

日本は西側陣営に属し、第三世界のほとんどの国々は政治体制に関係なく、ときの権力者の意向次第で、東西どちらかの陣営に属しました。中東の場合、トルコとイスラエル、サウジアラビア、イランが西側、他はほとんどイスラエルへの憎悪から東側に属しました。

東側陣営のキーマンであるブレジネフは、不整脈の発作に悩まされ、1976年、いまだ敵対関係にあるアメリカからペースメーカーを取り寄せ、体内に埋め込みます。ソ連が外交的にも軍事的にも苦境にあった時期です。

苦境の原因はいろいろありますが、一番は経済の行き詰まり、二番は中国との対立にありました。同じく共産主義を掲げながら、イデオロギー上の対立が高じて、たびたび国境での武力衝突が発生。敵の敵は味方の論理から中国はアメリカとの関係正常化に走り、中ソ連合vsアメリカからソ連vs中米連合へと、冷戦構造に変化が生じたのです。

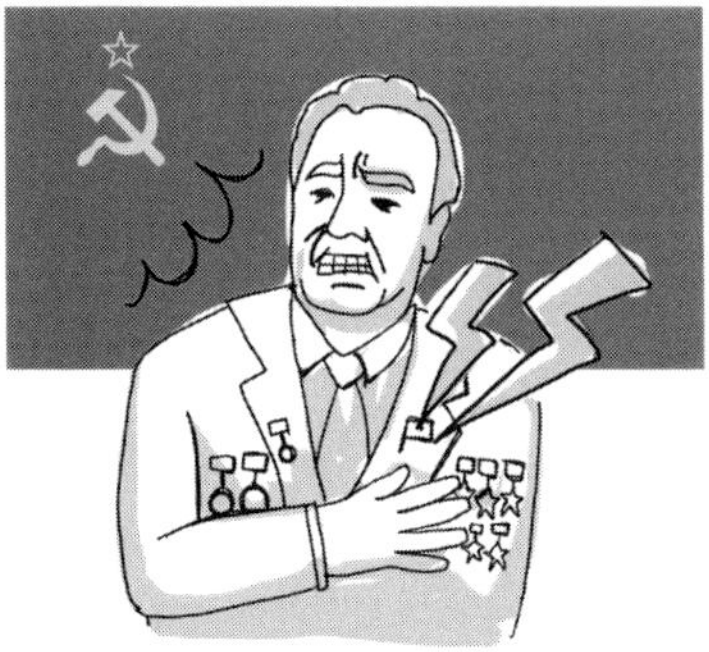

「わしが今、倒れるわけにはいかんのじゃ」

冷戦が〝熱い戦争〟に転じなかった最大の要因は、核抑止力にあったという見方があります。ひとたびスイッチを押せば、すべての核ミサイルが発射され、地球上のすべての生命体が死滅する。超大国同士が全面核戦争に踏み切れば、それは人類にとって最後の戦争となり、待ち受けるのは勝者のいない結末。それが明白だから、双方とも破滅につながるような行動を避けてきたのです。

けれども、核兵器は維持だけでも大変な費用がかかり、アメリカとソ連の双方にとって、大きな負担となっていました。

米ソどちらも手詰まりの状況下、１９７８年には、親米のイランで反政府運動が盛り上がりを見せます。反イスラムと近代化政策を強行し、秘密警察を駆使した恐怖政治を推し進める王政に対し、積もりに積もった国民の怒りが爆発したのです。翌年１月には国王一家が出国を余儀なくされ、入れ替わりにフランスに亡命していたシーア派の大学者ホメイニーが帰国します。政権を掌握したホメイニーは反米、反イスラエルを掲げるだけでなく、宗教を否定する共産主義をも敵視して、反ソ連の姿勢も明らかにしました。

これにより、イランを中東における代理人としてきたアメリカは政策の変更を迫られます。ソ連はこの機を逃すまいと、イランと国境を接するアフガニスタンへの関与を強めますが、アフガニスタンの共産主義勢力はあまりに脆弱で、同年末、ソ連はアフガニスタン侵攻に踏み切ります。その目的は、各地に割拠する反政府武装勢力の撃滅にありました。しかし結局、このときのブレジネフの決断が、ソ連解体へとつながることになりました。

アフガニスタンでは、宗教を否定する超大国の侵略を受け、それまで静観を決め込んでいた者たちも続々と武器を取ります。彼らは「ムジャヒディン（聖戦士）」と呼ばれました。

アメリカが彼らに最新鋭の地対空兵器などを提供、訓練と資金も提供したことで、戦況は泥沼化していったのです。アメリカがベトナム戦争で踏んだのと同じ轍《てつ》を、今度はソ連が踏んだ形でした。

侵攻の長期化は、ソ連経済を直撃しました。軍拡競争だけで悲鳴を挙げていたところに、もう1つの厄介を抱え込んだのですから。また、戦死者や捕虜の増加は人心の動揺を招き、戦地に息子を送り込んだ母親たちを中心に反戦活動が活発化するなど、ブレジネフが息を引き取った頃のソ連は、進退窮まる状況に立たされていました。

ブレジネフは、冷戦下のソ連を守るために、敵陣営から取り寄せたペースメーカーを埋め込んで陣頭に立ち続けたのに、影響力拡大を意図して下した判断が国の解体を招いたとは、なんとも皮肉な結果です。

体内装置をハッキングされる新たな脅威

ブレジネフ以外にも、第一線から容易に退くわけにいかなかった世界中の指導者の多くが、ペースメーカーを命綱としていました。

西ドイツのヘルムート・シュミット（1918〜2015年）もその1人です。東西冷戦中の西ドイツは、いわば西側陣営の最前線でした。もし第三次世界大戦が起こるとしたら、開戦地の最有力候補と目される重要地点でありながら、単独で過半数を制する政党は生まれず、連立政権が常態化。そのなかにあって、１９７４年から１９８２年まで首相を務めたのが、ドイツ社会民主党のシュミットでした。彼が心臓にペースメーカーを埋め込んだのは、１９８１年10月のことです。自分がいなければとの使命感から手術に臨んだのでしょうが、退院してまもなく、不信任案が可決され、退陣に追い込まれました。

シンガポールのリー・クアンユー（１９２３〜２０１５年）は、ペースメーカーをつけながら活躍した〝国の顔〟とも呼べる人物です。都市国家のシンガポールでは自給できないものが多いため、非同盟・武装中立を国是としました。住民構成はシンガポール国籍所有者が７割、外国人が３割。国籍所有者の97パーセントは中国系・マレー系・インド系からなるため、マレーシアからの独立当初から、英語、中国語（マンダリン）、マレー語、タミル語の４つを公用語としつつも、政府としては英語と中国語の普及・教育に力を入れました。国内ではアイデンティティの構築、外では東南アジアの平和共存に勤しむ、この両方をこなせる人材はそういないため、リー・クアンユーもやすやすと引退できる身ではなかったのです。

政治家ばかりではありません。北マケドニア出身の修道女マザー・テレサ（１９１０〜

１９９７年）も、利用者の１人でした。彼女は、カトリックの立場からインドのコルカタを拠点として国際的な救貧活動に従事し、１９７９年にノーベル平和賞を受賞しています。神に仕える身に休息も引退もないとの考えからでしょうか。ペースメーカーを埋め込むことで、生涯現役を貫きました。

時代は飛びますが、ディック・チェイニー（１９４１年〜）は、共和党のジョージ・ブッシュ政権下で副大統領を務めた人物です。心臓病を抱えていたため、２００６年１月にペースメーカーを埋め込みますが、〝テロとの戦い〟の最中とあって、テロリストにハッキングされることを恐れ、体内の除細動器を無線で管理できる機能を無効にしていたと伝えられます。除細動器とは、不規則な心拍を検知し、電気的ショックで制御する装置です。遠隔操作が可能なものだったのでしょう。

命綱として体内に埋め込んだはずの機械が、情報通信の発達により、逆に最大の脅威となりかねない事態を招くとは、ペースメーカーの開発者には思いもよらぬことでしょう。医学の進歩が、暗殺技術の進歩をも牽引しているとは、驚きです。

コラム

近代医学の発展（20世紀）

病気と闘う手段を得て、感染症をほぼ制圧

19世紀以降、医療におけるサイエンス（科学）の役割がひじょうに大きくなっていったことは、前章で述べたとおりです。18世紀までの医学に、サイエンスとのかかわりはほとんどありませんでした。その時代の医療は、経験と植物薬および根拠のない理論を頼みにしていました。

とはいえ、根拠のない理論も無意味なものではなく、患者を安心させるために必要なテクニックだったのです。医師の使命が患者の生命と健康を守る点にあるのは、時代を通じて一貫していました。

それが20世紀に入るとやっと、科学的に根拠があり、実質的にも効果の高いさまざまな医療技術が続々と開発されます。

この時期の最大の功績は、抗生物質の開発、そしてウイルスの発見とワクチンの開発にあると断言できます。一度の流行で大量死をもたらす感染症を、ほぼ制圧することに成功

したのですから。

また、20世紀後半には、医療技術のなかでも循環器疾患に関する技術の発達が目立ちました。その理由は、心臓をはじめとする循環器が機械と似た構造にあるとわかったことにあります。

機械装置が故障したなら、不具合な部分を修理すればいいと誰しも考えることでしょう。臓器の治療もそれと同じ理屈だったのです。バイパス手術もペースメーカーの植え込みも、機械の修理をヒントにしています。

医師を目指す学生は人体解剖実習を義務づけられており、看護師などの医療職の学生も人体解剖を見学する体験をしています。

解剖への参加、立ち合い、見学の最大のメリットは、人体の構造に関して実感を持てることです。知識を増やすのではなく、心臓なら心臓の働きについて、それがポンプの役割を果たすものであると、客観的な見方をすることが重要なのです。心臓を実際に手に取ってみれば、それが筋肉の袋以外の何物でもないとわかりますから。本のうえの知識だけでなく、人体の臓器の実物を見て、触ってみれば、患者さんに対しても自信を持って説明することができるようになるのです。

解剖とは、人体そのものと向き合うことです。これこそ科学としての医学の基本という認識が、医師のあいだでは広く共有されているのです。

第6章

テクノロジーの光と影

1

画像診断と高齢化社会

医学の進歩が招いた予期せぬ事態

X線などで体内の直接観察が可能に

ここ1世紀の医学の発達には目覚ましいものがあります。いまだ開発途上の薬や医療技術も少なくありません。これまでの章では医学と世界史の関係を読み解いてきましたが、この章で扱う話題は現在進行形ですので、最先端の医学とその限界について、お話ししていきたいと思います。

死後の病理解剖によらず、生きているうちに、内臓の病変など体内の悪いところがわかる——現代医学はそのレベルまで到達しました。画像診断により、病理解剖をしたにほぼ匹敵する診断が可能となったのです。

生前の体内診察の始まりを告げたのは、１８９６年、ドイツ・ヴュルツブルク大学の物理学教授ヴィルヘルム・レントゲン（１８４５〜１９２３年）によるＸ線の発見です。

これに続き、１９２７年、ポルトガルの神経内科医エガス・モニス（１８７４〜１９５５年）が、ヨードを含む造影剤を開発し、脳動脈の撮影に成功します。さらに、１９３４年には、二酸化トリウムを含む造影剤を開発したことで、静脈まで撮影できるようになりました。

消化管の診察には、当初はビスマス剤が用いられましたが、毒性の強さが問題視されていました。１９１０年にボン総合診療所のクラウゼにより、硫酸バリウムが毒性の少ない造影剤であると判明してからは、これが使用されるようになります。その後、千葉大学医学部の白壁彦夫（１９２１〜１９９４年）と市川平三郎（１９２３〜２０１４年）が、硫酸バリウムに加えて発泡剤を用いることで、炭酸ガスで胃を膨らませるＸ線二重造影法を開発（１９６０年代前半）し、胃腸の診療精度は飛躍的に向上しました。

体内の診察方法は、Ｘ線だけではありません。内視鏡や超音波を使用した技術も開発されます。

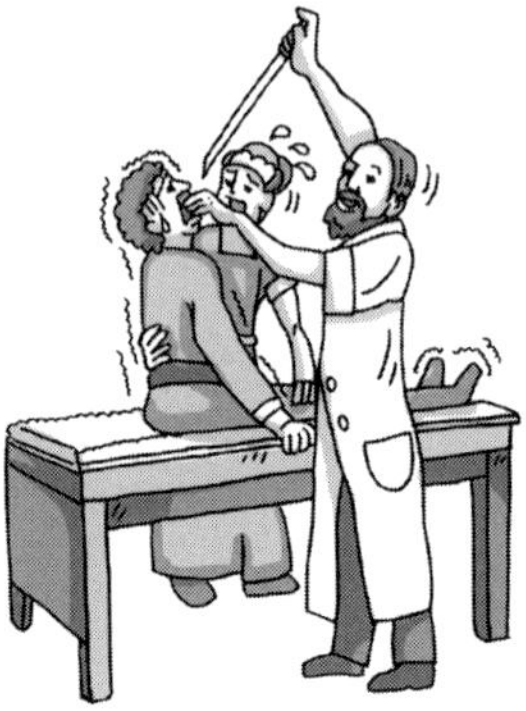

「アーンして！　胃のなかを見せてもらうよ」

「内視鏡」という言葉の考案者は、フランスのアントワワーヌ・ジャン・デソルモ（1815〜1894年）ですが、世界で初めて生きた人間の胃のなかをのぞき見たのは、ドイツのアドルフ・クスマウル（1822〜1902年）です。クスマウルが考案したのは、長さ47センチ、直径13ミリのまっすぐな金属管でした。剣の丸呑みを生業とする曲芸師を被験者に1868年、胃のなかの観察に成功したのです。しかし、まっすぐな金属管を呑みこむのは、長くて硬いものを呑み慣れた曲芸師には可能でしたが、一般の人には無理な話です。そこで、柔らかく、危険性のないものが求められました。

その要求に応えたのが、ドイツの医師ルドルフ・シンドラー（1888〜1968年）です。彼が発明した軟性胃鏡は、直径11ミリ、長さ75センチの管で、ガストロスコープと呼ばれます。先端から3分の1の部分がある程度曲がり、管の内部に多数のレンズが付けられていました。

しかし、まだまだ改善の余地があるとして、第二次世界大戦後の1950年、東京大学医学部の宇治達郎《たつお》（１９１９〜１９８０年）とオリンパス光学工業（現オリンパス）の協力により、小さなカメラと柔軟な管の先に光源を取り付けた胃カメラが発明されます。その後も、東大病院の他の医師たちによって改良が重ねられますが、この段階でもまだ、胃の内部を直接観察することはできませんでした。

　その課題を克服したのは、アメリカの技術開発です。シンドラーがアメリカに移住したことで、アメリカにも軟性胃鏡が広まり、その技術を継承したバジル・ハーショヴィッツ（１９２５〜２０１３年）が１９５７年、細いガラス繊維を束にしたファイバースコープを用いた内視鏡を開発しました。ファイバースコープは、曲がっていても光を端から端へそのまま伝えられる特性を備えていたため、胃の内部を直接観察することができるようになったのです。

　１９６４年には、写真撮影機能を備えたファイバースコープ付き胃カメラが開発され、１９７０年代以降には、ＣＣＤカメラ（光を信号に変換して転送するカメラ）を取り付けたビデオスコープ（電子スコープ）も登場しました。内視鏡で観察可能な対象も増え、画像精度と画質も上がります。また、観察と診断にかぎらず、内視鏡を使っての手術や治療も可能になりました。この分野の発達は、胃がんだけでなく、食道、大腸、気管支などの消化管や気道に起こりうるあらゆる疾患の早期発見、早期治療へとつながったのです。

体内の診察方法としてはもう１つ、超音波検査法も見落としてはなりません。体表から超音波を送り、体内からの反響を映像化する画像探査法です。アメリカのジョン・ジュリアン・ワイルド（１９１４〜２００９年）や順天堂大学の和賀井敏夫（１９２４年〜）らが臨床に応用できる装置を開発したことで、１９７０年代から普及します。小型で簡便に使えるうえに、生体に対する負担がほとんどないので、肝臓などの腹部内臓、心臓の弁や血流、頸部の内臓と動脈硬化、妊娠中の胎児などの診断に広く使われています。

コンピューター合成やカテーテルを併用した手術も

Ｘ線で生体内を見ることができるようになっても、まだ問題がありました。表示される画像が二次元なため、複数の臓器の印影が重なってしまうのです。

この問題を克服するために開発されたのが、コンピュテーショナルフォトグラフィーです。コンピュータによって写真を処理・生成する技術で、コンピュータ断層撮影（ＣＴ）はその代表格です。

あらゆる方角からＸ線を通して得られた情報を、コンピュータで整理し、１つの断面画像として再構築する技術です。これを利用すれば、立体感のある骨格を忠実に再現することができます。イギリスのＥＭＩ研究所のゴットフリー・ハウンズフィールド（１９１９～２００４年）が、この画期的な技術を開発したのは、１９７２年のことでした。

ただし、ＣＴにはいまだ被爆の心配がつきまといました。そのため、人体に高周波の磁場を与えて水素原子の共鳴現象を検出する、核磁気共鳴（ＮＭＲ）を用いた撮像法が模索されます。得られた信号を、コンピュータを用いたフーリエ変換という公式変換により再構成して断面画像を描き出すのです。１９７３年に、この磁気共鳴撮像（ＭＲＩ）の原理を提案したのは、アメリカの化学者ポール・ラウターバー（１９２９～２００７年）でした。さらに１９７７年には、イギリスの物理学者ピーター・マンスフィールド（１９３３～２０１７年）が、高速で撮影する方法を開発します。このＭＲＩは、内臓領域など骨以外の組織の描出に優れていたので、医療画像の撮影に広く用いられるようになりました。

とはいえ、ＭＲＩも万能ではなく、心臓のように絶えず動いている部分の撮影は不得手ですので、現在のところ、観察対象により使い分けられています。

人間の欲求にはかぎりがないのでしょうか。検査の空白領域をなくしてしまおうと、最近では、カプセル内視鏡なるものも登場しています。

通常の内視鏡では届かないところまで観察するため、カメラの入ったカプセルを飲み込むのです。これを使えば、小腸まで観察することができます。用済みのカメラは排便時にいっしょに出てくるので、体内にとどまってなんらかの支障を来すこともありません。もっとも小腸の病気に深刻なものは少ないですから、そこまでする必要はあまりないのですが。

カテーテルと他の電子機器を組み合わせた治療や手術も、一般的になってきています。私自身が心筋梗塞の手前の症状を起こしたときも、太ももの動脈部分から心臓カテーテルを突っ込まれ、それが心臓の冠状動脈まで届いて、詰まり部分を開く過程を見せられながら手術が進んでいきました。過程が患者に丸見えですから、施術する医師はプレッシャーで本当に大変だと思います。

脳梗塞や脳卒中の手術も同じように行なわれます。つくづく最初にカテーテルを通した人の勇気に感心します。狙ったところに届く保証などなかったわけですから。自分だったら、間違って他の部位に突き当たったらどうしようかと、たじろいでしまいそうです。

治療不要な異変まで見えてしまう弊害

このように、画像診断により早期発見、早期治療可能な領域が、飛躍的に増えましたが、そこにはまた別の問題が生じました。気にしなくてよいことまで知ってしまうのは、本当によいことなのかという点です。

たとえば、画像で病変が見つかっても、治療方法の発見されていない疾患で手の施しようのない場合もあります。また、良性の腫瘍やのう胞など、深刻な症状ではなく、とくに治療が必要ない場合でも、ある臓器に異変が見えると言われれば、あれこれ余計な心配をしてしまいがちです。自覚症状がなく数値にも現れないレベルの異常に一喜一憂するようになる。かえってストレスの原因になりかねません。

第二次世界大戦の終結以降、紛争地帯や自然災害の多い地域を除けば、人間の寿命は延び続けています。寿命を延ばすことは、人類にとって長年の悲願でしたから、これは喜ばしい事態のはずです。しかし同時に、資本主義の法則上、若年層の多い国には飛躍的な経済成長が約束され、それとは逆の少子高齢化は衰退への第一歩を意味します。

高齢人口が増えた要因のひとつに、医療技術の進歩があることは間違いありません。そうかといって、姥捨て山を現実のものとするわけにはいかず、映画『ＰＬＡＮ75』（早川千絵監督、２０２２年）のように、満75歳となった老人に生死を選択させるわけにもいかず、悩ましい問題です。

2 臓器移植と死生観

日本での普及を遅らせた脳死への拒絶反応

認められるのは、他に治療法がない場合のみ

画像診断で病変が発見されたら、それをどう治療するかが問題となります。「手の打ちようがありません」ではせっかくの発見がかえって苦しみのもとになってしまいます。そこで、画像で発見しうる病気に関して、早急に治療技術を開発する必要が生じました。臓器の病変に他に治療法がなければ、健康な臓器を他者から移植するという方法が模索されました。

臓器移植とは、病気や事故で臓器の機能が低下し、移植でしか治らない人に、他の人の臓器を移植する医療です。健康な人からの生体移植と、心臓停止あるいは脳死した人からの移植があります。

内臓の病気で死亡した患者からの臓器移植は、危険に思えるかもしれません。しかし、科学的な観点から言えば、たとえ腫瘍を患っている臓器でも、腫瘍の部分さえ切除してしまえば、問題はありません。転移していない部分を、他人に移植して再利用することになんら支障はないのです。

現在の日本で生体間移植が許されている臓器は、肝臓、肺、腎臓、小腸です。脳死者からの移植であれば、これに心臓と膵臓が加わります。

また、技術的には可能でも、胃のように移植をしない臓器もあります。それは、仮になくても生きていける、移植しなければ死んでしまうわけではない臓器だからです。

それに対し、腎臓も、機能が極端に低下しても人工透析を行なえば生きていけるのですが、生活の質を大きく落とすことになるため、移植が望ましいのです。腎臓は各人２つずつ持って生まれますから、親族などから１つ分けてもらう生体間移植が多数を占めています。腎移植の場合、死体からの移植の割合はかなり少なくなります。

日本では、日本臓器移植ネットワーク（ＪＯＴ）が死体からの移植の登録や斡旋を一元管理しています。その統計によれば、２０２２年の臓器移植は、心臓79件、肺94件、肝臓76件、肝臓・腎臓同時9件、肝臓・小腸同時1件、膵臓3件、膵臓・腎臓同時27件、腎臓１６２件、小腸4件、計４５５件でした。

脳死を人の死として受け入れられるか

臓器移植の研究と動物実験は、１９６０年代から繰り返されました。１９６７年には、南アフリカのケープタウンでクリスチャン・バーナード（１９２２～２００１年）という医師が、交通事故で心肺停止状態となった女性から心臓を取り出し、別の患者に移植しました。心臓移植の最初の臨床例です。このとき移植を受けた患者は拒絶反応を起こし、18日後に亡くなりました。

臨床実験の最先端を走ったのは、アメリカです。失敗を重ねながらも、生存日数を着実に伸ばしていきました。免疫抑制剤の登場や心筋保護法の発達などにより、１９９０年代に入る頃には、拒絶反応の問題がほぼ解決します。

日本でも、最初の心臓移植はじつは早かったのです。南アフリカで初めての移植が行なわれた翌年、北海道の札幌医科大学で行なわれました。移植を受けた患者は拒絶反応を起こし、83日目に死亡。その後、脳死判定や移植適応に関する疑義が指摘され、執刀医が殺人罪で告発される事態となります。最終的には証拠不十分で不起訴となりましたが、この一件により、日本では臓器移植と脳死判断に関する疑念が膨らみ、国内での移植手術は長いあいだ、不可能な状況に陥ります。

それから30年間は議論さえできず、移植を望む人は国外に活路を求めるしかありませんでした。アメリカで手術を受けるために募金を集め、健康体で帰国できたという話が美談としてよく語られたものです。

日本国内で臓器移植を普及させるうえで最大の支障となったのは、脳死を人の死として受け入れることに関する国民的合意の遅れでした。

脳死とは、脳のすべての働きがなくなった状態です。どんな治療をしても助かることはなく、人工呼吸器などの助けがなければ心臓は停止します。回復する可能性がある植物状態とはまったく別の状態です。

身体がまだ温かく心臓が動いていても、脳死と判定されたドナー登録者からは、臓器を摘出することが法的に許されます。とはいえ、心臓が血液を送り出すポンプにすぎないということが、理屈ではわかっていたとしても、自分の身内がそうなったときには、心情として受け入れられない人が多いのです。葬儀の手配や参列してくれそうな親類縁者への連絡、通夜と告別式での読経、焼香などを経て火葬となれば、途中で心の整理がつくものですが、いっさいをすっ飛ばして臓器の摘出となると、いくら了承していたこととはいえ、やはり冷静ではいられないというのはうなずける話です。

ドナー不足から違法な臓器移植が発生

臓器移植には、当然ながら臓器を提供するドナーが必要です。

輸血にもドナーは必要ですが、臓器移植と同列に扱うことはできません。血液が再生産されるのに対し、新たな臓器が自然に生じることはないのですから。

「ドナーの順番待ち」という言葉を耳にしたことがあるのではないでしょうか。臓器移植を希望する人は増えているのに、ドナー登録者の数は全然追いついていないのです。

臓器移植を求める人々の声にどう応えるのか。

これは余談ですが、アメリカでは最近でも、遺体やその一部が売買されています。葬儀業者が火葬前に遺体の一部を切断して、専門の中継業者やＮＰＯ法人に販売することで、利益を得ているというのです。遺体のマーケットが存在しており、病院のトップと中継業者やＮＰＯ法人のトップが親族であるとか、横流しされた遺体の一部が、医療材料として使われるという噂もあります。

戦争中あるいは政情不安定な国では、当面の飢えを凌ぐために臓器を売る人が珍しくありません。２０１７年６月30日のＢＢＣニュースは、ベイルートのシリア難民が右側の腎臓を８０００ドル（約90万円）で売った話を報じています。また、中国では不当に拘束されたウイグル族やチベットの仏教徒から臓器が強制的に摘出されていると、人権団体が非難の声を上げています。

　このように、やむをえず臓器を売る人もいれば、身柄を拘束されて強制的に臓器の提供をさせられる人もいるなど、臓器移植の世界にはキナ臭い話がついてまわります。

　日本では２００６年２月に、宇和島臓器売買事件が発覚しています。

愛媛県の宇和島徳洲会病院の泌尿器科部長、万波誠《まんなみまこと》医師が移植手術を行ない、患者とドナーのあいだで腎臓の売買が行なわれた事件です。手術後の支払い金額が約束と違うというので、ドナーの女性が警察に相談。これをきっかけに捜査が入り、過去の不適切な事例まで明らかにされました。

　同年12月に松山地方裁判所宇和島支部が下した判決では、「臓器移植法の人道性、任意性、公平性という基本理念に著しく反するもので、移植医療に対する社会の信用性を揺るがした影響は大きい」として、患者とその内縁の妻に懲役１年、執行猶予３年（求刑は懲役1年）、ドナー女性には罰金１００万円、追徴金30万円、乗用車没収（腎臓提供の見返りとして提供された新車）の略式命令が言い渡されました。一貫して臓器売買への関与を全面否定した万波医師は、証拠不十分として責任を問われませんでした。

臓器の提供がすべて口約束で、書面も音声も残されてないのは一見杜撰《ずさん》に思えます。しかし、それは事件化したときに物証がないことをも意味しますから、計画的なものだったという疑いも残ります。

この事件が、先の札幌医科大学の一件とあわせて、臓器移植のイメージに悪い影響を与えたことは間違いないでしょう。先に述べたように、日本ではそもそも脳死への根強い抵抗感もありました。

ところが、宇和島の事件は同時に、臓器移植に再び注目を集めさせたこともたしかでした。この事件をきっかけとして、２００９年7月、臓器移植法が改正され、翌年施行されます。この法改正により、本人の意思が不明な場合でも家族の書面による承諾で臓器提供ができるようになりました。ここでやっと日本でも臓器移植が本格化し、死体からの臓器移植が増加していったのです。

最近の動きとしては、２０２３年5月に、脳死の可能性のある患者の情報を病院が臓器斡旋機関に通報する制度の創設などが、自民党の臓器移植に関する議員連盟によって厚生労働省に提言されています。じつは同年2月に、日本のあるNPO法人がベラルーシの病院での臓器移植を無許可で斡旋し、逮捕・書類送検される事件が起きていました。この提言は、こうした事態を憂慮して、国内での臓器移植を促進しようという動きです。日本における脳死の受容は、まだまだ道半ばといったところです。

膨らむ再生医療への期待

ドナー不足の対策として、移植以外の方法も模索されています。再生医療と呼ばれるのがそれです。

臓器の移植は誰と誰のあいだでも可能なわけではなく、拒絶反応のない適合者を探さねばなりません。いちばんの適合者はやはり、患者当人です。当人の細胞を利用することで臓器の修復ができないものか。世界中の研究者が技術開発に力を入れています。

この分野の先駆けとなったのがイギリスのマーティン・エヴァンス（1941年〜）です。彼は1981年、マウスの胚から胚性幹細胞（ES細胞）を作り出すことに成功しました。

ES細胞とは、動物の受精卵ないしは初期胚（胎盤胚）から将来的に胎児になりうる細胞集団（内部細胞塊）を取り出し、あらゆる細胞に分化できる能力（多能性）を保たせたままシャーレのなかで人工培養したもののことです。

　ただし、これには生命の源となりうる受精卵を犠牲にする工程が不可欠なことから、倫理的に問題ありとの声が上がりました。その点の克服に挑み、大きな成果を挙げたのが、京都大学ｉＰＳ細胞研究所所長・教授の山中伸弥（１９６２年〜）でした。

　２００６年、マウスの線維芽細胞に数種類の遺伝子を導入して分化万能性を持つ人工多能性幹細胞（ｉＰＳ細胞）の作成に成功したのです。ちなみに、彼はこの研究のため、自宅で５００匹ものマウスを一人で世話したそうです。日本の研究サポート体制の貧しさと彼の地道な努力がうかがえるエピソードです。

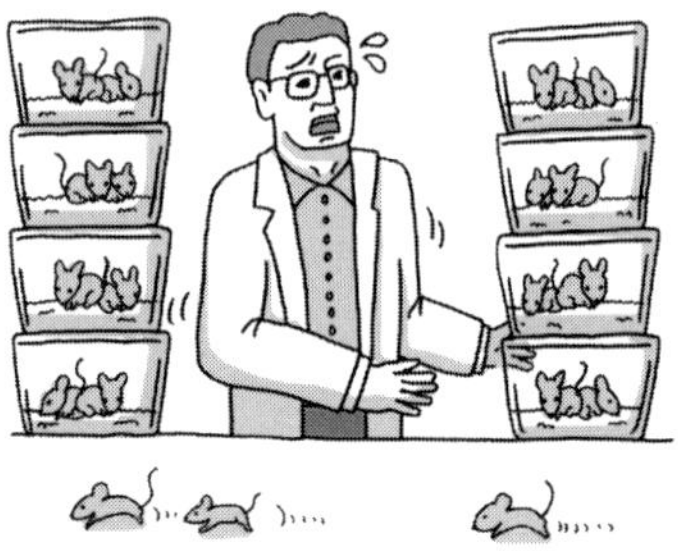

「アメリカじゃ、スタッフがやってくれるんだけど」

　ｉＰＳ細胞は身体の分化した組織の細胞から作成できるので、倫理的な問題は大幅に軽減されました。がんや奇形腫を発生させる危険性が大きな課題ですが、ｉＰＳ細胞の開発が再生医療研究の本命であることは間違いないでしょう。

　再生細胞は、難病の治療にも光明をもたらしそうです。たとえば、自己免疫疾患や突発性心筋症です。

自己免疫疾患とは、本来なら体を守る免疫という仕組みに異常が生じ、自分自身の身体の一部を攻撃してしまう病気の総称です。

もう１つの特発性心筋症とは、原因不明の心臓の筋肉の病気で、代表的なものに肥大型心筋症と拡張型心筋症の２つがあります。ポンプ機能に障害が生じる点はいっしょですが、肥大型心筋症では、心臓の筋肉の壁が厚くなって心臓全体への負荷が高まり、重症化すれば突然死の危険性が高まるのに対し、拡張型心筋症では、心臓の筋肉の壁が薄くなって収縮する力が落ち、心不全を繰り返します。

重症化した場合、肥大型心筋症の治療法は植込型除細動器（ＩＣＤ）などにかぎられます。

拡張型心筋症で懸念される心不全にもっとも有効なのは心臓移植ですが、ドナー不足から、あまり期待が持てません。残る選択肢はバチスタ手術（心室形成術）を受けるか、補助人工心臓を植え込むか、再生医療の開発に期待するかのどれかになります。

バチスタ手術とは、拡張した左心室の心筋の一部を切除して正常な大きさに戻す手術のことで、成功すれば心臓の機能を回復できるのですが、成功率が６割と微妙な数字であるため、アメリカでは禁止になりました。

補助人工心臓とは、ポンプ機能を人工装置に代行させる方法で、患者の心室部分を取り除いて２つの血液ポンプに置換する完全置換型人工心臓と、本来の心臓を残したまま、左心室から血液を脱血して大動脈に返血させる左心補助心臓の２つがあります。完全置換型人工心臓の開発には日本人研究者が加わっていますが、日本国内では実用化に至っていません。

　このようにバチスタ手術も補助人工心臓もまだまだ課題が多く、やはり再生医療に期待が集まるわけです。

　再生医療の対象は、臓器ばかりか脳にも及び、アルツハイマー型認知症への効果も期待されています。

　脳を構成するのは神経細胞のニューロンで、ニューロンのあいだで伝達作用を担うのがシナプスです。シナプスには突起部分と受け皿部分があります。この突起部分が加齢によって死滅することで、思考力や記憶力の衰え、つまり脳の老化となって現れます。そこを再生できれば、脳の老化が防げる理屈です。ただし、記憶の継承がうまくいくかどうかは未知数で、まったく人格が変わってしまう恐れもあります。

3

インフォームドコンセントと人権問題

ナチス戦争犯罪を戒めに医師と患者が対等になった

残虐な人体実験への反省から派生

ナチス・ドイツと人権運動とインフォームドコンセント（IC）。一見、無関係に見える3つの事象は、じつは1本の線で結ばれています。

ナチス・ドイツは、ホロコーストや捕虜の虐待をはじめ、いくつもの蛮行を重ねました。それらを裁くために開かれたニュルンベルク裁判（1945～1946年）の過程で、人体実験の全貌が明らかにされます。それはあまりにも常識を超えた犯罪でした。18世紀末のフランス革命でその尊重が掲げられた人権は、人間が生まれながらにして持つ権利の筆頭格として、広くヨーロッパ中でその価値が共有されるようになっていました。ナチスの犯罪はその人権を完全に踏みにじった行為だったのです。

そこで急きょ、国際的な決まりを作り、時間をさかのぼって適用させることになります。手続きの順としてはおかしなことになりますが、それもやむなしと判断されたのです。こうして１９４７年、人体実験において守られるべき基本的原則、いわゆる「ニュルンベルク綱領」が定められました。

そのなかでもっとも重視された原則が、被験者の自発的同意とそのための十分な情報提供でした。

１９６４年に開催された世界医師会（ＷＭＡ）の総会では、人体実験だけでなく、臨床研究をも含め、被験者の人権を守る倫理指針が採択されました。これは「ヘルシンキ宣言」と呼ばれています。この宣言は、その後数回の修正を経ながら、国際的な共通認識となっていきます。

しかしその間、アメリカでは、公民権運動とタスキギー事件の発覚により、独自の動きが生じました。

公民権運動とは、１９５０年代半ばから１９６０年代半ばにアメリカで展開された、人種差別の撤廃と法の下の平等、市民としての自由と権利を求める人権運動および社会運動のことで、アフリカ系とカリブ系の黒人、リベラル派の白人などが中核を担っていました。
　一方のタスキギー事件とは、１９３２年から40年間にわたり、米国公衆衛生局が黒人を対象に実施していた梅毒の人体実験のことです。１９７２年7月の新聞報道により、その実態が明らかにされました。それは、生活に不自由している黒人だけを狙い、何の実験かを伝えることなく実施された人体実験でした。こんな人権侵害が許されてよいはずはなく、アメリカの医師界では自浄を呼びかける声が上がるとともに、事件の再発を防ぐべく、医師の倫理に関する議論が盛んになりました。

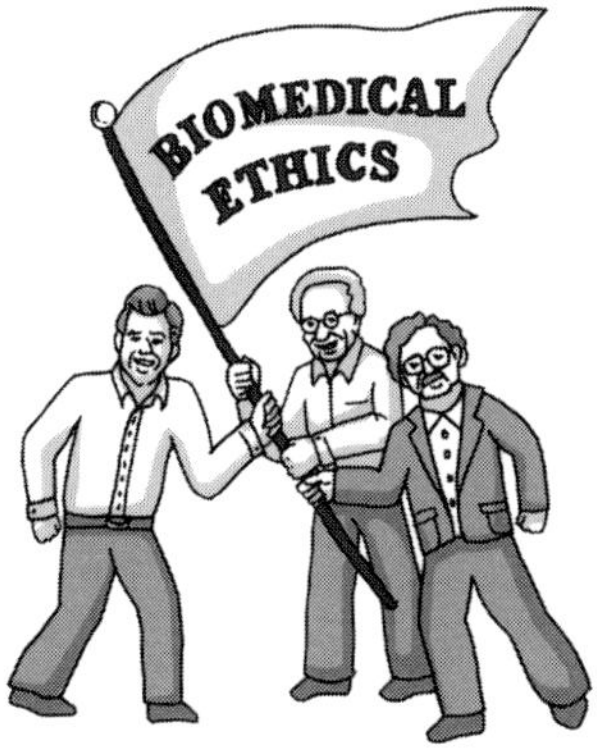

「患者の人権を守ろうじゃないか！」

　そのなかでとくに強い影響力を発したのが、トム・ビーチャム（１９３９年〜）、ジェイムズ・チルドレス（１９４０年〜）とトリストラム・エンゲルハート・ジュニア（１９４１〜２０１８年）の３人です。ビーチャムとチルドレスは、１９７９年に刊行した共著書『生命医学倫理』において、「医療倫理の4原則」を提起しました。「自律の尊重」「無危害」「善行」「公正」の4つです。また、エンゲルハートも、１９８２年に発表した論文『医学における人格の概念』で、「自律」「善行」の2原則を掲げました。
両者の理念の一致から、「アメリカにおける医療・医学の4原則」という場合、提唱者はビーチャムとチルドレス、そしてエンゲルハートの3人とするのが一般的です。
「4原則」を少し詳しく見ていきましょう。

自律の尊重——自己決定できる人については、本人の自由意思による決定を尊重。子どもや精神障害者、知的障害者など、自己決定できない人については、人としての保護を与えること。

無危害——患者・被験者に危害を加えないこと。患者への危険を予防すること。苦痛を引き起こさず、可能なかぎり、負担が少ない方法を選択できるように援助すること。

善行——患者・被験者の最善の利益を図ること。医療の場合は、患者の生命・健康の維持・回復、研究の場合は、将来の患者のために医学の発展を追求すること。

公正——患者には常に平等・公平に対応すること。かぎりある医療資源を平等に配分、提供すること。

以上の「4原則」のうち、「無危害」「善行」「公正」の3つはすでに「ピタゴラスの誓い」のなかに見られます。新たに加えられた「自律の尊重」は、タスキギー事件のような説明と合意なき人体実験の再発防止と同時に、医療過誤が証明できなかったとしても、医師の民事責任での追及を可能とするために生まれたものです。基本的人権上、誰もが意思決定の権利を持っており、それを侵す行為自体が罪になるという考え方です。

そして、「４原則」の延長線上に成立したのが、「インフォームドコンセント」です。そこでは、これまでの〝お任せの医療〟を改め、患者の自己決定権の尊重、医師から患者への十分な説明が不可欠となりました。

研修医の人権すら疎かにされていた日本

医療分野での「インフォームドコンセント」が日本で強調されるようになったのは１９８９年後半で、冷戦の終結と重なります。

それについてお話しする前に、戦後医療の大まかな流れを整理しておきましょう。

戦後の日本は、１９５２年４月のサンフランシスコ条約発効まで、ＧＨＱ（連合国軍最高指揮官総司令部）の管理下にありました。その間の１９４６年に、医師国家試験とインターンの制度が定められました。このとき、大学の医学部を卒業後、国家試験を受けるまでに

1年以上の診療および公衆に関する実地修練が義務づけられたのです。

インターン期間は医師免許なしに医療行為を行なうことになるうえ、そのあいだは無給であり、ミスが生じた場合の責任の所在も不明確など、問題のありすぎる制度でした。しかし、日本が独立を回復してからも、この制度は踏襲されました。

これに対し、公民権運動の波及によって日本でも学生運動が活発化した1968年1月、東京大学の医学部自治会と卒業生からなる青年医師連合が異を唱え、医師国家試験のボイコットに代表される、通称〝インターン闘争〟を開始します。いわゆる〝東大紛争〟の始まりです。

東大紛争に関しては大学側が強気で、3月11日には医局員を軟禁状態にしたとして17人の学生の処分を発表しました。しかし、そのなかに明らかに冤罪と見られる者が1人いたことで、学生側は怒りをつのらせました。事態は、安田講堂での立て籠もり、機動隊との衝突と、激しさを増していきます。

翌年1月、安田講堂の封鎖が解除されてからも、事態はなかなか沈静化しませんでしたが、それを横目に見ながら、インターン制度の改革は進められました。

その結果、インターン制度は廃止されます。医学部卒業後すぐに国家試験に合格すれば医師免許を取得できるようになり、インターンの代わりとして2年間の臨床研修制度が創設されました。

もっとも臨床研修制度は〝制度〟としながらも、努力規定という表現にとどめられ、曖昧さが残されたままでした。無給でないとはいえ、研修先の医療施設では適切な給与が支払われなかったことから、研修医はアルバイトで生計を立てねばならない状況が続きました。

学生や研修医の自己決定権は、インフォームドコンセントのベースにある患者の自立性と通底しています。医師の卵が〝研修〟の名のもとに低賃金で働かされ続けている状況では、果たして大学医学部に人権の概念が根付くかどうか、ひじょうに心もとないものがありました。しかし、１９６８年に「努力規定」とされたものが、２００４年に必修化されると、大学側も目の色を変えざるをえなくなり、大きな変化が訪れました。大学以外の一般の大きな病院も研修医を受け入れるようになり、研修医も自由に研修先を選べるようになり、病院間で厳しい競争が生じるようになったからです。

暗黙の了解から納得ずくの医療へ

医師に対する患者の信頼を前提とした暗黙の了解では、なぜいけないのか。

医療倫理の義務化に関しては、外圧だけが原因とも言い切れない状況でした。1980年に富士見産婦人科病院事件が発覚して、無資格者の判断に基づき、健康な子宮や卵巣の摘出が行なわれた可能性が浮かび上がります。同じようなことが他の産婦人科や外科でも日常的に行なわれていたとしたら、大問題です。

富士見産婦人科病院事件は、医師を無条件に信頼することに慣れていた日本人に警鐘を鳴らすこととなり、これと外圧があわさって、日本でもインフォームドコンセントが強調されるようになったのです。

とはいえ、日本とアメリカでは文化的・社会的背景が異なるため、折り合いのつかない部分もありました。日本では、患者とその家族も「わからない説明をされても困る」「選ぶ義務を課せられても困る」という人が多かったからです。そのため1992年の医療法改正に際しても、参議院で「インフォームドコンセントの在り方については、その手法、手続き等について問題の所在を明らかにしつつ、多面的な検討を加えること」との付帯決議がなされ、政府もそれを受けて、検討会を設置しました。

その検討会がまとめた報告書には以下のようにあります。

「ICに強いて訳語をあてるのは適切でない」

「ICは医療に制約を加える原理とすべきではない。日本においては、アメリカのように医師と患者とを対立関係にあるものと考えるべきではなく、ＩＣも患者と医療者が共同してよりよい医療環境を築くための理念として理解すべきである」

「ＩＣの実践は推進されるべきではあり、医師の説明義務違反に法的責任を認めた判例もあることは理解できる。しかし、これを法律のなかに明文で規定することは、ＩＣを画一化・形式化し、医師の責任回避のための道具とし、医師・患者の信頼関係を破壊することにもなりかねない」

２００７年の医療法改正では、以上の点が1条の4第2項に追加されました。「強いて訳語をあてるのは適切でない」というので、「インフォームドコンセント（ＩＣ）」で通されることとなりましたが、メディアではわかりやすく、「説明と同意」と訳される傾向にあり、「納得医療」と呼ばれることもあります。

医師に求められる高いコミュニケーション能力

このような改革により、医師と患者の関係性は、ここ4半世紀で大きく様変わりしました。

たとえば１９９０年代までは、病院からの給料とは別に、医師に患者が直接謝礼を渡すことも珍しくはありませんでした。当時は医師の立場が患者よりも強かったため、お礼をするのは当たり前という風潮があったのです。

現在は、医師も看護師も患者から謝礼を受け取るのは禁止です。菓子折りの類も不可です。この謝礼の問題は、医師と患者の対等性という点で、インフォームドコンセントの問題とつながっています。

インフォームドコンセントは行政主導で進められたものですから、現場がうまく対応するには時間がかかりました。また腕はたしかだけど、コミュニケーションは苦手という医師は四苦八苦しています。

しかし、最近の医学教育のなかでは、医療倫理に関しても、患者に対するコミュニケーションのとり方も教えられています。教育の充実や世代交代などを経て、医療のあり方も着実に変わってきているのです。

4

新型コロナとグローバリゼーション
感染拡大も ワクチン開発も加速

分子遺伝学がワクチンの早期開発を後押し

２０１９年から猛威を振るい続けたＣＯＶＩＤ－19、いわゆる新型コロナは、ようやく沈静化しつつあります（２０２３年夏時点）。この新型コロナと過去のパンデミックとの類似点と相違点を整理しておきましょう。

過去のパンデミックでいちばん時期が近いのは、前の章でも触れた約１００年前のスペイン風邪です。もう少しさかのぼると天然痘やコレラもありました。

コレラはもともとインドの風土病で、インドがイギリスの植民地とされていたことから、海上交通を通じて世界中に拡散しました。

コレラの何が怖いかといえば、激しい下痢に伴う脱水症状です。水分を摂取すればいいということは当時もすぐに気づかれましたが、かつては病原菌も感染経路もわかりませんでした。コッホにより病原菌が発見され、水を介して感染することがわかっても、治療法は見つかりません。死亡率は50パーセントに達していましたから、怖がられて当然の感染症でした。

日本の明治政府は、手をこまねいていたわけではありません。1880年に伝染病予防規則を制定したことはすでに触れたとおりです。そこでは、もっとも注意すべき病として、コレラ、腸チフス、赤痢、ジフテリア、発疹チフス、天然痘を「法定伝染病」に指定し、届け出、隔離治療、消毒などを義務づけていました。

さらに1897年には「伝染病予防法」を公布し、「法定伝染病」に猩紅熱とペストを加えました。

明治初年からの患者と死者の統計が残っています。それを見ると、赤痢の患者数が常に一定数いながら、他の感染症に比べれば、死亡率の低かったことがわかります。突発的に広まって、致死率がひじょうに高かったコレラとは好対照です。

スペイン風邪の流行の始まりは、コレラのそれとよく似ていました。最初から大量の感染者が出たのです。内務省衛生局が発行した「流行性感冒」によれば、１９１８年８月から１９１９年７月までの第１回流行時には、患者数２１１６万８３９８人、死亡者数25万７３６３人、対患者死亡率１・22パーセントだったのが、１９１９年８月から１９２０年７月までの第２回流行時には、患者数２４１万２０９７人、死亡者数12万７６６６人、対患者死亡率５・29パーセントを記録。第１回流行時には全国民の37・３パーセントが感染した計算ですが、コレラに比べると、致死率の低さが目立ちます［データは、池田一夫他著「日本におけるスペインかぜの精密分析」『東京都健康安全研究センター研究年報第56号』より引用］。

通常、感染症の流行で亡くなるのは、老人が大半なのですが、スペイン風邪では主に若い人たちが亡くなりました。未来ある若者の大量死が社会に与えたダメージは大きく、第一次世界大戦の終息を速めたといわれています。

一方、新型コロナは、亡くなった患者の報告を見ると、もともと脆弱性を抱えていた人が多く亡くなっています。

加齢に伴う体力の衰えをはじめ、なんらかの身体的なリスクを抱えていた人に突然の負荷が加わり、死に至るというケースが多いのです。

新型コロナについては、多くのことがわかってきましたが、当初はわからないことが多く、不安と恐怖が広がりました。この状況は１９８０年代初めのエイズ騒動が始まった頃とよく似ています。

　エイズは当初、感染経路も確定できず、治療法もないというので、アメリカでは大の大人が性交渉を自制するだけでなく、他人と向き合って会話することさえ恐れたほどでした。しかし、１９８３年にウイルスが発見され、抗ウイルス薬の開発が進むと、恐怖感も消え去っていきました。ウイルス発見者であるフランス・パストゥール研究所のリュック・モンタニエ（１９３２～２０２２年）とフランソワーズ・バレ＝シヌシ（１９４７年～）はその業績を称えられ、２００８年にはノーベル生理学・医学賞を授与されています。

　国際的には国連エイズ合同計画という団体が、情報の統括や正しい情報の発信を担い、日本国内では日本エイズ学会が中心的な役割を担っています。

　時間を少しさかのぼりますが、第二次世界大戦後には、抗生物質による治療が大きく発達しました。それと同レベルの価値を持つ変革がエイズ騒動に際して生じます。医学への遺伝子解析技術の導入が本格化したのです。

　生命現象を分子レベルで解明しようとする分子生物学という学問分野があり、そのなかでも遺伝子を扱う分野は、分子遺伝学と呼ばれます。とくに遺伝子組み換えは田畑の作物だけでなく、ウイルス退治にも有効とわかり、研究が重ねられてきました。

その蓄積があったから、今回の新型コロナ流行に際してもワクチンの早期開発が可能となったわけです。

もしスペイン風邪の流行が始まった１９１８年と同程度の医療水準だったならば、新型コロナに対してなすすべがなかったはずです。抗ウイルス薬も作れなければ、ワクチンも作れなかったでしょう。ここ１００年の医学の積み重ねはそれだけ厚く、未知のウイルスにも対応できるようになったのです。

速やかな情報共有を可能にしたグローバル社会

新型コロナは、中国の湖北省武漢市で２０１９年年末に発生してからわずか２カ月ほどで世界中に拡散しました。改めて言うまでもないことですが、その背後にはグローバリゼーションがあります。

各国の初期対応は２つに分かれました。封じ込めか部分規制か。ワクチンの開発と接種の効果が表れてからは、封じ込めかウィズコロナ（共存）かの２つとなり、２０２２年中頃までには、ゼロコロナを維持する国は中国だけとなりました。その中国でも不便を強いられてきた国民の不満に抗えず、同年12月にはゼロコロナ政策が放棄されました。

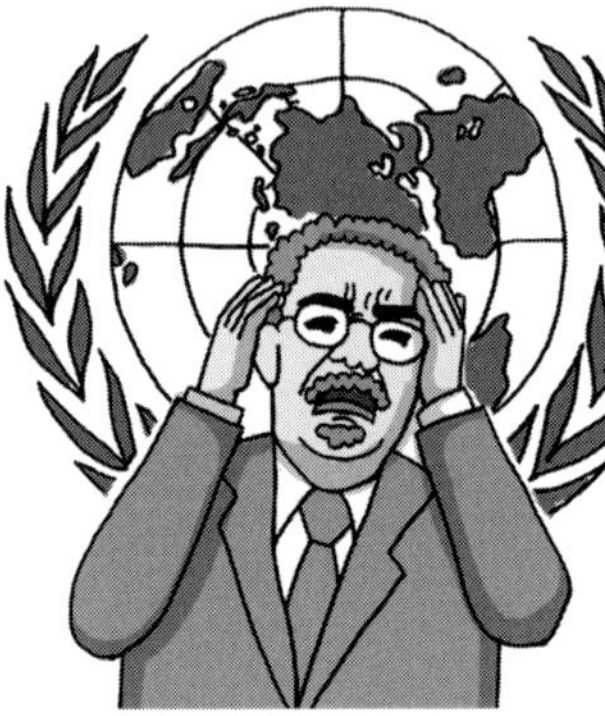

「なんという緊急事態だ」

もうコロナのない世界に戻ることはありません。インフルエンザに対するのと同じ感覚で付き合っていくしかないのです。現に日本では、２０２３年5月に感染法上の位置づけが、季節性インフルエンザと同じ5類に変更されました。

コロナとインフルエンザは、変異を重ねていくという点では同じものの、変異の速度はコロナのほうが断然上回ります。インフルエンザのワクチンが1年有効なのに対し、コロナワクチンの効果はわずか数カ月。それを過ぎると抗体が減っていきます。

ワクチンの開発が変異のスピードについていけないのですが、感染した誰もが陽性となるわけではなく、ごく一部が重症化して死に至ります。誰がそうなるかは、ロシアンルーレットに近く、重症化リスクを断定することができません。ただ1つはっきりしているのは、基礎疾患のある人が感染した場合の致死率の高さです。

スペイン風邪と新型コロナでは流行の仕方に違いがあります。スペイン風邪は第一次世界大戦という特殊な事情で拡散しましたが、新型コロナは国際的に人と物資が行き交うグローバリゼーションを背景に拡散しました。

感染者の出た場所を封鎖、消毒を徹底すれば、物流の滞りが避けられません。今回の騒動は、そうしたグローバル社会の持つリスクを白日の下にさらすことにもなりました。

ただし、グローバリゼーションを悪者扱いするのは筋違いでしょう。たとえば、医療の分野では、メリットがデメリットを大きく上回ります。世界中がネットワークで結ばれていることによって、情報収集がしやすく、速やかな情報の共有も可能なわけです。それにより、新型コロナのワクチンや治療薬の開発も驚くべき短期間で成し遂げられたのです。

患者にもさまざまなリテラシーが求められる時代

情報収集がしやすくなり、〝見える化〟が進んだのはよいことです。一方で、なかには誤った情報や悪意に満ちた偽情報も混ざっているので、医師にも患者にも見極める能力が求められるようになりました。先ほどインフォームドコンセントについて、医師に丁寧な説明が求められることを述べましたが、患者の側にも理解力と判断力が求められる時代なのです。

今回の新型コロナでは、〝密〟を避けるためにさまざまな工夫がなされました。病院の待合室や飲食店のパーテーションばかりでなく、在宅勤務やリモート会議もそうです。

リモート会議でのやりとりがさらに浸透すれば、今後は医療現場でも電子カルテを送ってもらい、より専門性の高い医師に遠隔治療を行なってもらう仕組みが広がるかもしれません。これまではかかりつけ医の手に負えない場合、紹介状を書いてもらい、通院先を国立病院や大学病院に改めるという対応でしたが、今後、遠隔治療が普及すれば遠くまで足を運ぶ必要がなくなるわけです。地方在住の高齢者はただでさえ移動が大変ですから、歓迎されるのではないでしょうか。リモートに必要な機器を使いこなすリテラシーも必要となりますが、20年後の高齢者にあたるのは、すでにスマホに親しんでいる今の50～60代ですから、きっと大丈夫でしょう。また、情報機器もより使いやすいものに進化しているはずです。

コラム

現代の精密医学

ブレイクスルーの向こうに見えてきた新たな壁

19世紀以降、医学はサイエンスとして発展を始め、20世紀には、感染症をはじめとする多くの病気を克服し、さらにここ30年は、精密医学の発達が目覚ましく、エビデンスに基づく治療が当たり前になりました。

けれども、最先端の医療機器を揃えるには、大変お金がかかります。そのため、好むと好まざるに関係なく、医療と政治・社会・経済とのかかわりが深くなってきたのもまた事実です。行政や医療機器の開発企業、製薬業界の営業マンなどと連携を深める必要があるなど、現代の医師は、医学以外の分野でもひじょうに多くのことを求められるようになっています。

また、インフォームドコンセントでも、医師は単に医学を学ぶだけでなく、患者やその家族とのコミュニケーション能力までも求められるようになりました。

大きな壁を超えると、その向こうに新たな壁、新たな世界が見えてきます。

精密医学の先に見えてきたのは、人間そのもの、地球そのものの問題です。環境問題もそうですが、医療そのものというより、世界のあり方が医療にも影を落としてきます。楽観的な希望にあふれる科学万能主義の時代を突き抜けたら、深刻な環境問題に直面させられ、人間は何のために生きているのか、科学は何のためにあるのか、とりわけ２０１０年代以降、人類全体が答えを求められているように思えてなりません。過去には見えなかった新しい壁ですね。

おわりに

私はもともと解剖学を専門にしていて、解剖学の教科書や一般向けの書籍をかなりたくさん書いてきました。私が執筆や編集を担当した解剖学書の数々は、医学生や医療系の学生たちにとてもよく使われています。

その一方で歴史も大好きで、16世紀の解剖学者のヴェサリウスの伝記（アメリカの医史学者オマリーが１９６４年に書いた全４９６ページの大著）を読んで、その時代や人物や学問の状況が生き生きと描かれているのに感動して、翻訳・出版しました（『ブリュッセルのアンドレアス・ヴェサリウス１５１４－１５６４』エルゼビア・サイエンス ミクス、２００１年）。そこから私は解剖学の歴史の研究にはまり込んでいきました。

とくに歴史上の医書や解剖学書を読むのは、とても楽しいものです。

20年以上前から、古典ギリシア語の専門家と協力して、古代ローマの医師ガレノスの解剖学書を解読・翻訳する研究会を続けて、翻訳書も出しました（『ガレノス 解剖学論集』京都大学学術出版会、２０１１年。『ガレノス 身体諸部分の用途について１・２』同、２０１６年・２０２２年）。

病気を扱う普通の医書と違って、解剖学書にはわれわれが知っている身体の構造が書かれているので、解読と判断がしやすいのです。そして、現在の医書や解剖学書の書きぶりと比べてみると、その時代の学問の内容の違いだけでなく、人々のものの考え方や、社会の様子の違いまでなんとなく透けて見えてくるのです。

　そういった歴史上の解剖学書の数々を入手して、あれこれ読みつ眺めつして、解剖学史『人体観の歴史』（岩波書店、２００８年）を著しました。それまでの医学史の書物や論文は他人の行なった研究に頼るものが多かったのですが、このような原典に基づいて書かれた医学史書は世界的にも珍しく、日本医史学会の矢数医史学賞をちょうだいしました。

　その後、解剖学の歴史に限らず、医学全般の歴史にも目を向けるようになりました。２０１１年の日本医史学会総会の会長をお引き受けして、医学教育の歴史をテーマに選んで特別講演やシンポジウムを行ない、講演者やその他の方たちに執筆をお願いして『日本医学教育史』（東北大学出版会、２０１２年）を編纂・上梓しました。

　さらに18世紀以前の西洋医学は、近代医学が生まれる以前の古代からの伝統を引き継いだ医学なのですが、これを対象にした調査・研究を行ない、数々の論文を書いていきました。11世紀から始まるサレルノ医学校、17世紀のゼンネルトとシデナム、18世紀のブールハーフェとソヴァージュ、19世紀初頭のヴンダーリヒ、個別の病気を扱う18世紀の医学実地書、19世紀の内科の医書、18世紀以前と19世紀以後の西欧の医学教育の歴史などなどについて。

そういった研究成果をもとに、『図説 医学の歴史』（医学書院、２０１９年）を書き下ろしました。もちろんこの本を著すにあたっても、歴史上の数々の医書をさかのぼって内容を点検しながら、古代から現代に至る医学の歴史を原典に基づいて書きました。さらに医学そのものの歴史だけでなく、その背景となるそれぞれの時代の社会や文化についても触れましたし、また医学史とは何かという深い問題についても考えました。

日本医史学会の理事長を、先々代の酒井シヅ先生、先代の小曽戸洋先生から引き継いだのは２０１７年でした。２０１９年には医学部を定年退職して、新設の保健医療学部に移り、理学療法士と診療放射線技師の学生に解剖学を教えるようになり、２０２０年からは医学部の医史学研究室も兼務することになりました。解剖学と医史学という二足のわらじを履いているような状況です。ただ日本医史学会の理事長のほうは、今年（２０２３年）の６月から町泉寿郎先生に譲ることができたので、ほっとしています。

２０２０年始めから、世界中が新型コロナ感染症（ＣＯＶＩＤ－19）に翻弄され続けた３年間でした。重症化して苦しんだり、亡くなったりした人も少なからずいますし、行動制限を余儀なくされた社会的・経済的な損失も莫大なものでした。医師や医療関係者もコロナに対応するだけでなく、厳しい状況のなかでさまざまな病気の診断・治療に追われる日々が続きました。ただこういった経験を通して、コロナは災厄であったには違いないのですが、私たちは病気を日常的なものとして、そして医療を身近なものとして感じるようになったのだろうと思います。

そんな最中に、世界史と医学史を絡み合わせた本を作ろうと、廣済堂出版の川崎優子さんが提案をしてくれました。すこぶる魅力的な提案だと思いましたし、このようにできあがった本書も私自身がとても気に入っています。しかし、最初の提案から完成に至るまで丸2年近い時間がかかってしまいました。単に時間がかかったというだけではなく、地を這うような地道な努力の連続で、しかもその大半が編集担当の側にあったことを思うと、感謝の念しかありません。あとは、世界史と医学史にまたがる本書を楽しいもの、意味あるものとして、多くの人が迎えてくれることを願うばかりです。

2023年8月1日　坂井 建雄

【その他】

トゥーキュディデース、久保正彰(訳)『戦史(上・中・下)』岩波文庫、1966-1967年
今井宏(編)『イギリス史2——近世(世界歴史大系)』山川出版社、1990年
村岡健次・木畑洋一(編)『イギリス史3——近現代(世界歴史大系)』山川出版社、1991年
S・E・モリスン、荒このみ(訳)、増田義郎(企画・監修)
『大航海者コロンブス(大航海者の世界)』原書房、1992年
橋口倫介『十字軍騎士団』講談社学術文庫、1994年
柴田三千雄・樺山紘一・福井憲彦(編)
『フランス史3——19世紀なかば～現在(世界歴史大系)』山川出版社、1995年
朝倉文市『修道院にみるヨーロッパの心(世界史リブレット)』山川出版社、1996年
大塚和夫ほか(編)『岩波イスラーム辞典』岩波書店、2002年
八塚春児『十字軍という聖戦——キリスト教世界の解放のための戦い』NHKブックス、2008年
アルフレッド・W・クロスビー、西村秀一(訳)
『史上最悪のインフルエンザ——忘れられたパンデミック(新装版)』みすず書房、2009年
長南実(訳)『マゼラン 最初の世界一周航海』岩波文庫、2011年
南川高志『ローマ五賢帝——「輝ける世紀」の虚像と実像』講談社学術文庫、2014年
佐藤彰一『禁欲のヨーロッパ——修道院の起源』中公新書、2014年
佐藤彰一『贖罪のヨーロッパ——中世修道院の祈りと書物』中公新書、2016年
内海孝『感染症の近代史(日本史リブレット)』山川出版社、2016年
中谷功治『ビザンツ帝国——千年の興亡と皇帝たち』中公新書、2020年
田村俊行「ヴィクトリア朝イギリスの規制売春と反対運動——一八七〇年の下院における論戦から」『立教史学』1、立教大学大学院文学研究科史学研究室、2010年1月; https://rikkyo.repo.nii.ac.jp/?action=repository_uri&item_id=21093&file_id=18&file_no=1
山中伸弥(講演)「人間万事塞翁が馬」『第26回京都賞「高校フォーラム」』京都大学OCW、2010年11月16日;https://ocw.kyoto-u.ac.jp/course/188/
川田志明「PMをつけた世界のリーダー(耳寄りな心臓の話58話)」『はあと文庫』公益財団法人日本心臓財団、2017年4月3日;https://www.jhf.or.jp/publish/bunko/58.html

主な参考資料　※これとの他に本文中に記載したものもある

【医学史関連】

チャールズ・オマリー、坂井建雄（訳）『ブリュッセルのアンドレアス・ヴェサリウス1514-1564』エルゼビア・サイエンスミクス、2001年

坂井建雄『人体観の歴史』岩波書店、2008年

坂井建雄・池田黎太郎・澤井直（訳）『ガレノス解剖学論集』京都大学学術出版会、2011年

坂井建雄（編）『日本医学教育史』東北大学出版会、2012年

坂井建雄『図説 人体イメージの変遷——西洋と日本 古代ギリシャから現代まで』岩波現代全書、2014年

坂井建雄（編）『医学教育の歴史——古今と東西』法政大学出版局、2019年

坂井建雄『図説 医学の歴史』医学書院、2019年

坂井建雄『医学全史——西洋から東洋・日本まで』ちくま新書、2020年

日本医学会創立120周年記念事業記念誌委員会（編）『日本医学会創立120周年記念誌』日本医学会、2022年

坂井建雄「ソヴァージュ（一七〇六～一七六七）の疾病分類学」『医譚』91、2010年

坂井建雄「ヴンダーリヒ（一八一五～一八七七）の臨床医学」『医譚』92、2010年

坂井建雄「19世紀における臨床医学書の進化」『日本医史学雑誌』57(1)、2011年

坂井建雄・澤井直「ブールハーフェ（1668～1738）の『医学教程』」『日本医史学雑誌』58(3)、2012年

坂井建雄・澤井直「ゼンネルト（1572-1637）の生涯と業績」『日本医史学雑誌』59(4)、2013年

坂井建雄「トマス・シデナム（一六二四～一六八九）の『処方集約』」『医譚』97、2013年

坂井建雄「18世紀以前ヨーロッパにおける医学実地書の系譜——起源から終焉まで——」『日本医史学雑誌』61(3)、2015年

坂井建雄「サレルノ医学校——その歴史とヨーロッパの医学教育における意義」『日本医史学雑誌』61(4)、2015年

坂井建雄「感染症と医学の歴史」『日本医史学雑誌』68(1)、2022年

坂井建雄・福島正幸「ディオスコリデス『薬物誌』の継承と編纂の医学史——刊本の書誌学的研究——」『日本医史学雑誌』69(1)、2023年

Sakai T, Morimoto Y: The History of Infectious Diseases and Medicine. Pathogens 2022, 11(10) , 1147; https://doi.org/10.3390/pathogens11101147

編集協力　島崎 晋
イラスト　藤田 泰実
装丁・レイアウト　小口 翔平＋阿部 早紀子＋村上 佑佳（tobufune）
校正　株式会社 アンデパンダン
編集　川﨑 優子（株式会社 廣済堂出版）

世界史は病気が変えてきた

歴史のウラがわかる医学史入門

2023年10月5日　第1版第1刷

著者　坂井 建雄
発行者　伊藤 岳人
発行所　株式会社 廣済堂出版
〒101-0052
東京都千代田区神田小川町2-3-13 M&Cビル7F
電話 03-6703-0964（編集） 03-6703-0962（販売）
Fax 03-6703-0963（販売）
https://www.kosaido-pub.co.jp/
振替 00180-0-164137
印刷・製本　株式会社 暁印刷

ISBN978-4-331-52401-5　C0095